Carl-Auer

Rüdiger Retzlaff

Einführung in die systemische Therapie mit Kindern und Jugendlichen

2013

Umschlaggestaltung: Uwe Göbel
Satz: Verlagsservice Hegele, Heiligkreuzsteinach
Printed in the Czech Republic
Druck und Bindung: FINIDR, s. r. o.

Erste Auflage, 2013
ISBN 978-3-8497-0004-1

Bibliografische Information der Deutschen Nationalbibliothek:
Die Deutsche Nationalbibliothek verzeichnet diese Publikation in der Deutschen Nationalbibliografie; detaillierte bibliografische Daten sind im Internet über http://dnb.d-nb.de abrufbar.

Informationen zu unserem gesamten Programm, unseren Autoren und zum Verlag finden Sie unter: www.carl-auer.de.

Wenn Sie Interesse an unseren monatlichen Nachrichten aus der Vangerowstraße haben, können Sie unter http://www.carl-auer.de/newsletter den Newsletter abonnieren.

Carl-Auer Verlag GmbH
Vangerowstraße 14
69115 Heidelberg
Tel. 0 62 21-64 38 0
Fax 0 62 21-64 38 22
info@carl-auer.de

Inhalt

Einleitung

Die systemische Therapie zählt zu den am weitesten verbreiteten Ansätzen zur Behandlung von Kindern und Jugendlichen und ist insbesondere bei schweren Störungen empirisch gut bestätigt. Systemische Methoden werden ebenso in der psychotherapeutischen Behandlung von Störungen mit Krankheitswert wie in der Erziehungs- und Lebensberatung, im Kinderschutzbereich und der ambulanten und stationären Jugendhilfe eingesetzt.

Bei Vertretern anderer Therapieschulen finden systemische Ansätze großen Anklang. Dies mag daran liegen, dass viele der Gründerpersönlichkeiten der systemischen Familientherapie in psychodynamischen, humanistischen oder verhaltenstherapeutischen Ansätzen oder in Hypnotherapie ausgebildet waren. Auch wenn die systemische Therapie mit diesen Verfahren gut kompatibel ist, gibt es doch einige besondere Merkmale, die als Stärken der systemischen Herangehensweise gelten können. Dazu zählen unter anderem die gleichzeitige Arbeit mit mehreren Symptomträgern, der Respekt für die Ziele und Werte des Klientensystems, die Ressourcenorientierung und das Denken und Handeln in vernetzten Helfersystemen. Für mich ist sie mehr als nur eine weitere Therapieform – sie ist eine Perspektive, die sich als ein eingängiges Rahmenmodell für eine allgemeine systemisch fundierte Psychotherapie anbietet und das Wissen und die Erfahrungen anderer Modelle integriert.

Zu systemischen Interventionen, Gesprächsführungstechniken und Familiendiagnostik liegen ausführliche Lehrbücher vor (Cierpka 2008; Retzlaff 2012; Steiner u. Berg 2005; Vogt-Hillmann u. Burr 1999). Der vorliegende Band bietet Lesern eine kompakte Einführung in die systemische Arbeit mit Kindern, Jugendlichen und ihren Angehörigen und richtet sich an Berater und Therapeuten, die einen ersten Einstieg in das systemische Modell und seine Anwendung bei Kindern und

Jugendlichen suchen. Neben systemischen Grundannahmen, theoretischen Konzepten und Störungsmodellen werden auch entwicklungspsychologische Grundlagen erläutert, die für die Praxis der systemischen Arbeit wichtig sind, bevor die therapeutische Praxis und Fallbeispiele erläutert werden. – Die Beratung von Kindern und Jugendlichen wird überwiegend von Frauen geleistet, dennoch habe ich mich für die Formulierung »Therapeut«, »Berater« usw. entschieden, weil meine Ausführungen nicht von meiner persönlichen Perspektive zu trennen sind, was offengelegt werden soll.

1 Grundprinzipien der Behandlung

Einführende Bemerkungen

Ausgangspunkt der systemischen Therapie ist eine *ökologische Perspektive:* Kinder, die an Beschwerden leiden, leben nicht in einem Vakuum, sondern sind Teil einer Familie oder eines anderen sozialen Bezugssystems. Die Entwicklung von Kindern und von Jugendlichen wird maßgeblich vom familiären Kontext und ihrem sozialen Umfeld beeinflusst. Probleme von Kindern und Jugendlichen können aus systemischer Sicht am besten *im sozialen Kontext ihrer Familie verstanden* werden. Aus einer multisystemischen Perspektive heraus sind dabei Faktoren wie die soziale Lebenswelt, biologische Faktoren, individuelle Unterschiedlichkeit und beobachtbare Interaktionsprozesse ebenso relevant wie Bedeutungsgebungsprozesse und die Geschichten der Familie.

Es liegt daher nahe, Kinder nicht isoliert zu behandeln, sondern sie im Kontext ihrer Familie zu betrachten und durch die Einbeziehung ihrer Lebenswelt zu einem umfassenderen Verständnis der präsentierten Beschwerden zu gelangen. Der Fokus der *systemischen Therapie* liegt deshalb auf dem *sozialen Kontext* als maßgeblichem Bedeutungshintergrund von psychischen Störungen. Dies soll an einem klassischen *Fallbeispiel* verdeutlicht werden.

Bei einem fünfjährigen Jungen mit einer Tierphobie kann man einzeltherapeutisch vorgehen und seine inneren Konflikte oder die Lerngeschichte des Vermeidungsverhaltens fokussieren; aus systemischer Sicht liegt es nahe, die Einbettung der Symptomatik in den familiären Kontext zu betrachten. In einem der ersten Jahrgänge von *Family Process* wurde Freuds berühmte Fallgeschichte des kleinen Hans neu interpretiert. Seine Ängste traten in engem zeitlichen

Zusammenhang mit einem heftigen Ehekonflikt seiner Eltern auf, beide Eltern redeten kaum miteinander und ließen sich nach Verschwinden des Symptoms scheiden (Strean 1967).

Familientherapie und systemische Therapie

Die *systemische Therapie* ist ein psychotherapeutischer Ansatz, der menschliches Verhalten, psychische Symptome und Störungen innerhalb des sozialen Kontextes versteht, in dem ein Kind oder Jugendlicher lebt. Dabei wird auf das Interaktionsgeschehen, Erwartungen, die soziale Konstruktion von Wirklichkeit der Familie und die zirkuläre Bedingtheit von Symptomen und Verhaltensabläufen fokussiert.

Familientherapie ist dagegen ein Setting, in dem Psychotherapie mit Angehörigen oder wichtigen Bezugspersonen durchgeführt wird, ohne dass damit eine spezifische Therapieschule bezeichnet würde. Die Einbeziehung von Familienangehörigen in die Behandlung von Kindern und Jugendlichen ist so naheliegend, dass heute auch Psychotherapeuten unterschiedlicher theoretischer Orientierung im Familiensetting arbeiten. Eine Überschneidung mit der *psychodynamischen Familientherapie* stellt das Interesse an mehrgenerationalen Mustern dar, wie es zum Beispiel in der Genogrammarbeit üblich ist. Die psychodynamische Familientherapie rückt jedoch die Übertragungs- und Gegenübertragungsprozesse, die Arbeit am Widerstand und die Aufdeckung und Bearbeitung unbewusster individueller und familiärer Konflikte durch Techniken wie Klärung, Konfrontation, Deutung und Interpretation in den Mittelpunkt (s. auch Reich, Cierpka u. Massing 2007). Viele Grundannahmen und Techniken der systemischen Therapie sind in die *verhaltenstherapeutische Familientherapie* eingeflossen; im Unterschied zur systemischen Therapie setzt hier das Problemverständnis weniger auf der Ebene des Familiensystems an, sondern beruht sehr viel stärker auf einer individuumzentrierten Perspektive. Typische Interventionen der verhalenstherapeutischen Familientherapie, wie Kommunikations-, Problemlöse- und Elterntrainings, zielen auf die Auflösung von Verhaltensdefiziten ab.

Familieninterventionen ist ein noch weiter gefasster Begriff und bezeichnet ganz allgemein Therapietechniken, die auf Familienangehörige gerichtet sind, sie können systemisch fundiert oder einem anderen theoretischen Modell verpflichtet sein.

Auch wenn zwischen Familientherapie als einem allgemeinen, verfahrensübergreifenden Setting und der *systemischen Therapie im engeren Sinne* weitgehende Überschneidungen bestehen, sind die Grundannahmen und die therapeutische Haltung doch recht unterschiedlich:

> »Eine systemische Orientierung geht über die Arbeit im Familiensetting oder den Einsatz von familienbezogenen Interventionen innerhalb eines einzeltherapeutischen Behandlungsrahmens hinaus« (Sprenkle 2002, pp. 13 f.; Übers.: R. R.).

Systemische Therapie ist mehr als Einzeltherapie mit einigen eingestreuten Elterngesprächen (Nemetschek 2006). Ziel der systemischen Therapie ist es, symptomfördernde familiäre Interaktionen und Strukturen, dysfunktionale Lösungsversuche und einschränkende Annahmen, individuelle und familiäre Glaubenssysteme und Narrative zu hinterfragen und die Entwicklung neuer Interaktionen, Haltungen und Sichtweisen anzuregen.

Ein Markenzeichen der systemischen Therapie ist die Ressourcenorientierung (Karpel 1986). Diese geht insbesondere auf Minuchin (1977) zurück, der mit Kindern und Jugendlichen aus benachteiligten sozialen Gruppen arbeitete, sowie auf Milton Erickson (Grawe u. Grawe-Gerber 1999), der über Haley (2010) und die Palo-Alto-Gruppe die Entwicklung der systemischen Therapie stark beeinflusst hat (Hoffman 1982). Erickson, Satir und Minuchin hatten großes Vertrauen in die heilende Kraft positiver Beziehungen.

Auch im Jugendhilfekontext werden Klienten mit klinisch relevanten Diagnosen betreut. Zwischen systemischer Therapie und systemischer Beratung bestehen fließende Übergänge.

Dies gilt in besonderer Weise für Kinder und Jugendliche, weil bei ihnen Veränderungen durch Lernen, durch erzieherische Angebote, Therapie und eigenständige Entwicklungsschritte nah beieinanderliegen. Wegen der Bedeutung des sozialen Umfeldes wird von systemischen Beratern und Therapeuten, die mit Kindern und Jugendlichen arbeiten, gleichzeitig eine hohe Kompetenz im Umgang mit Erwachsenen verlangt.

Es gibt weitere soziale Kontexte neben der Familie, die für psychische Störungen wichtig sein können. Die Bedeutung der Einbeziehung von Freunden und sozialen Netzwerken wurde bereits in den Anfangszeiten der systemischen Familientherapie erkannt. Auch die *sozialökologische Theorie* von Bronfenbrenner (1981) betrachtet individuelles Verhalten im Kontext miteinander verbundener sozialer Systeme und differenziert zwischen verschiedenen Systemebenen: dem Mikrosystem Familie, dem Mesosystem Verwandte und Freunde, Exosystemen wie Gemeinden, Schulen oder Vereinen sowie Makrosystemen wie dem politischen, dem wirtschaftlichen System oder dem Bildungswesen. – Die aktive Einbeziehung von Personen aus dem natürlichen Beziehungsumfeld des Klienten ist ein wesentlicher Vorzug der systemischen Therapie, und sie ermöglicht es, auch mit zunächst wenig motivierten Kindern und Jugendlichen – etwa mit Verhaltensschwierigkeiten, Essstörungen oder mit Substanzstörungen – zu arbeiten.

Vorannahmen und Leitgedanken

Will man erfolgreich mit Kindern arbeiten, ist es erforderlich, sich auf ihre Welt, ihre Sprache und ihre Ausdrucksformen einzustellen. Therapeuten müssen *spielerisch vorgehen* und kreative Techniken nutzen, die kindlichen Ausdrucksformen entsprechen, sie sollten aber auch kompetent im Umgang mit Erwachsenen sein. Aus systemischer Perspektive unterscheidet sich die therapeutische Arbeit mit Kindern nicht grundlegend von der Arbeit mit Erwachsenen. Die Besonderheiten der Arbeit mit Kindern können auch als Paradigma für die Behandlung von Erwachsenen gelten (Keith a. Whitaker 1981).

Eine zentrale Aufgabe für den Therapeuten besteht darin, dem Kind und seinen Eltern zu helfen, ihre »Problemtrance« zu überwinden, problemfreie Bereiche zu erkunden und *Hoffnung zu induzieren.* Kleine und große Menschen konstruieren aus ihren Erfahrungen eine subjektive, einzigartige innere Welt und Annahmen über das, was andere Menschen bewegt. Viele Konflikte beruhen auf Missverständnissen, weil wir die Binnenwelt einer anderen Person nicht immer treffend verstehen (Nemetschek 2006). Kind und Familie werden mithilfe von verschiedenen Techniken zu einem *Perspektivenwechsel* angeregt, der die Familie an ihre Kompetenzen erinnert und die Familiengeschichte(n) im Umgang mit widrigen Lebensumständen würdigt, im Sinne von Watzlawick die Möglichkeit des Andersseins einführt und ein Leben jenseits der Problemhaftigkeit vorstellbar macht. Berater sollten die Perspektive des Kindes und seiner Eltern einnehmen können.

Veränderungen sind leichter möglich, wenn die *Lebensgeschichte und der soziale Kontext des Kindes* und seiner Familie gewürdigt werden. Symptome sind mehr als dysfunktionales Verhalten, sie können als metaphorischer Ausdruck eines Beziehungsgeschehens verstanden werden. Systemische Therapie zielt deshalb nicht allein darauf ab, Symptome zu beseitigen, sondern will helfen, den Beziehungskontext Kind/Familie/soziale Umwelt so zu gestalten, dass Symptome überflüssig werden. Probleme werden als Herausforderung angesehen, und der Therapeut lädt Kind und Eltern ein, ein Team zu bilden, das bei der Lösung des Problems zusammenarbeitet und von ihm dabei unterstützt wird. Diese symptomzentrierte Vorgehensweise regt gleichzeitig eine Veränderung der familiären Organisation an.

Beschwerden und *familiäre Konflikte* werden vor dem Hintergrund einer entwicklungspsychologischen und lebenszyklusorientierten Perspektive *normalisiert* und als Phänomene gewertet, die zum Leben und Aufwachsen dazugehören. Kinder, Jugendliche und Eltern werden unterstützt, Konflikte auszutragen, auch »heiße« emotionale Themen zu klären und konstruktive Lösungen auszuhandeln, betreffend etwa die Ausgehzeit, Vorrechte und Pflichten gegenüber jüngeren Geschwistern oder den ersehnten Rollerführerschein. Die Position des Therapeuten ist *allparteilich*, er unterstützt die Rechte von Kindern gegenüber ihren Eltern oder Geschwistern zum Beispiel auf Autonomie und stärkt gleichzeitig berechtigte Anliegen der Eltern; dem Kind und seinen Angehörigen wird offen, neugierig und möglichst wenig voreingenommen begegnet (Cecchin 1987).

Im Sinne einer Netzwerkorientierung wird soziale Unterstützung mobilisiert. Systemische Therapie kann auch unmittelbar in der Lebenswelt der Indexpatienten stattfinden. *Symptome* können als *Lösungsversuche* verstanden werden, die in einer früheren Lebensphase vermutlich adaptiv waren, inzwischen aber unter Umständen überholt sind und Leid produzieren, aber Anpassungsleistungen des Systems darstellen. Die Vorgehensweise ist *ressourcenorientiert*, der Therapeut würdigt und nutzt das Potenzial des Kindes und seiner Angehörigen mit dem Ziel, das Kind und seine Eltern zu stärken (Karpel 1986). Manche Kinder gehen sehr fürsorglich mit ihren kleinen Geschwistern um, betreuen zuverlässig ein Tier, verfügen über große Expertise, Ausdauer und Konzentration bei Computerarbeiten, und ihre Eltern haben auf die eine oder andere Weise Sackgassen und Schwierigkeiten im Leben gemeistert, die sich bei den gegenwärtigen Problemen nutzen lassen. Es geht mehr um eine Konsultation und Hilfe zur Selbsthilfe als um eine Behandlung des Kindes.

Mit den Eltern wird unter Wahrung der berechtigten Interessen des Kindes oder Jugendlichen eine kooperative Beziehung angestrebt, Angehörige werden als eine potenzielle Ressource für die Therapie angesehen.

Das *Menschenbild* der systemischen Therapie ist grundlegend optimistisch und *lösungsorientiert*, systemische Therapeuten neigen zu der Annahme, dass Kinder, Jugendliche und Eltern über Kompetenzen und Lösungsstrategien verfügen, die sich für das präsentierte Problem nutzen lassen und nicht erst antrainiert werden müssen. Dabei wird auch nach dem geschaut, was das Kind und seine Angehörigen bereits gut machen, was ihnen gelingt und welche Ausnahmen es vom Problem es gibt. Ein übergeordnetes Therapieziel besteht darin, vernachlässigte oder unentdeckte Ressourcen zu wecken oder verfügbar zu machen; häufig muss hierzu soziale Unterstützung erschlossen werden. Dies entspricht dem Paradigma der salutogenetischen Forschung sowie dem Konzept der Resilienz – kleine und große Menschen verfügen über das Potenzial, sich auch unter schwierigen Bedingungen auf lange Sicht zu behaupten und zu gedeihen. Viele systemische Interventionsstrategien setzen hier an und stärken das Gefühl von Handhabbarkeit, Sinnhaftigkeit und Verständnis der gegenwärtigen Situation. Statt des Gefühls, in einer Opferhaltung zu sein, entsteht ein Gefühl von Kohärenz, getragen von der Zuversicht, Probleme meistern zu können (Retzlaff 2010).

Kennzeichnend für die systemische Therapie ist eine Ausrichtung an den Wünschen und den Aufträgen der Klienten. Die Therapieplanung geschieht – ähnlich wie in der Jugendhilfe – in Abstimmung mit dem Kind oder Jugendlichen und seinen Eltern. Die Wünsche und Erwartungen der Klienten, des Überweisers und eventuell des weiteren gesellschaftlichen Systems sind dabei in Betracht zu ziehen. Daneben gibt es übergeordnete Aufträge wie den Schutz von Kindern, die es erforderlich machen können, dass Therapeuten auf selbst erteilte Aufträge hinarbeiten. Dies impliziert auch, dass der Therapeut sich auf der Beziehungsebene nicht über, sondern neben die Familie stellt und sie darin berät, wie sie effektiv die präsentierten Probleme lösen kann. Die Patienten sind im therapeutischen Geschehen die Experten für Inhalte und Ziele. Auf Wunsch stellt der Therapeut sein Wissen zur Verfügung, wie diese Ziele erreicht werden können, und *vermittelt Informationen* über entwicklungspsychologische Zusammenhänge, Störungsbilder oder das systemische Modell von Verhalten. Zu einer richtig verstandenen Kundenorientierung (von Schlippe u. Schweitzer 2012) gehört auch, Kindern und Familien von einer Ich-Position aus Ratschläge zu geben, die sie im Sinne eines *Empowerment* stärken, ihre Belange selbst zu gestalten (Retzlaff 2010).

Familien können als soziale Organisationen verstanden werden, die besser zurechtkommen, wenn ihre Mitglieder wertschätzend miteinander umgehen. Systemische Therapie ist dann eine Form der Organisationsentwicklung, bei der Familien unterstützt werden, die Kommunikation, Aufgaben und Rollen, Prozesse und Strukturen in einer Weise zu gestalten, die ihren Bedürfnissen besser gerecht wird als die bisherige Form. Nach diesem Verständnis verlässt sich systemisches Handeln nicht allein auf Sprache und die Arbeit mit kognitiven Aspekten, sondern zielt auch auf eine Veränderung des Tuns, des Erlebens und der Gefühle ab. Systemische Therapie will Schlüsselprozesse von Familien fördern, die zur Resilienz und Kohärenz beitragen. Zu den Merkmalen von Familien, die mit schweren Belastungen kompetent umgehen, zählen eine offene Kommunikation, ein guter affektiver Austausch, Flexibilität beim Aushandeln von neuen Rollen, Macht und Aufgaben (Minuchin u. Fishman 1983), das Nutzen von sozialer Unterstützung sowie kohärente gemeinschaftliche Glaubenssysteme (Retzlaff 2010; Walsh 1998).

Aus einer integrativ systemischen Perspektive werden Familien als Entwicklungskontext verstanden, in dem Kinder mit unterschiedlicher Ausstattung ihre *Verschiedenartigkeit* entwickeln und den familiären Einfluss für die Entwicklung der eigenen Individualität nutzen. Der Therapeut hilft Eltern, diese individuelle Besonderheit zu erkennen und die individuellen Bedürfnisse des Kindes einzuschätzen und zu berücksichtigen.

Das Vorgehen ist *aktiv und handlungsorientiert*, der Therapeut macht aktiv Angebote, stellt Spielmaterial bereit, regt Problem- und Lösungsinszenierungen an; eine passiv, ausschließlich sprachlich reflektierende Vorgehensweise würde an den Bedürfnissen von Kindern vorbeigehen. Ob eher ein nichtdirektives oder ein zielorientiertes Vorgehen gewählt wird, hängt von den Erfordernissen des therapeutischen Prozesses ab.

Probleme werden als Herausforderung angesehen, und der Therapeut lädt Kind und Eltern ein, ein Team zu bilden, das bei der Lösung des Problems zusammenarbeitet und von ihm dabei unterstützt wird. Diese symptomzentrierte Vorgehensweise regt gleichzeitig eine Veränderung der familiären Organisation an.

In vielen Familien gibt es – anders als in Laborstudien – mehr als ein einzelnes Kind mit eng umschriebener Symptomatik, sondern oft leiden mehrere Angehörige an klinisch relevanten Beschwerden. Daher ist es in der systemischen Therapie üblich, *mehr als einen Symptomträger* gleichzeitig zu behandeln, anstatt Familien mit multiplen Problemen von einer potenziell verwirrenden Zahl von Helfern parallel oder konsekutiv behandeln zu lassen.

Systemische Therapeuten bevorzugen ein *maßgeschneidertes ideografisches Vorgehen*, das auf jede einzelne Familie abgestimmt ist. Für bestimmte Störungsbereiche wie Delinquenz, Drogenabhängigkeit oder körperliche Erkrankungen existieren *manualisierte Therapieprogamme*, die den Vorzug haben, Therapieeffekte einer empirischen Erforschung besser zugänglich zu machen. Störungsspezifisches Wissen und die Ausrichtung auf die Einzigartigkeit jedes einzelnen Falles, jeder Familie ergänzen sich.

Die therapeutische Arbeit mit Kindern macht es häufig erforderlich, *weitere Helfersysteme mit einzubeziehen*, etwa Mitarbeiterinnen des Jugendamtes, Lehrer, Freunde, professionelle Helfer oder Angehörige des weiteren Familiensystems. Die Therapie ist netzwerkorientiert und hilft, soziale Unterstützung zu mobilisieren. Besonders bei Kindern mit komplexeren psychischen, gesundheitlichen und sozialen Problemen ist eine Kooperation der Angehörigen verschiedener Berufsgruppen erforderlich.

Für den Therapeuten ist es wichtig, seine eigene Position im oft komplexen Netz von Helfern richtig einzuschätzen und eine *kooperative Position zu Mitbehandlern* einzunehmen. Ebenso wie Kinder und Familien nicht in einem sozialen Vakuum existieren, finden Kindertherapien nicht in einem Freiraum statt. Diese Netzwerkorientierung ist bei komplexen Problemen wie sexuellem Missbrauch für eine gelingende Arbeit von überragender Bedeutung.

Systemische Therapeuten bezweifeln zu Recht oder zu Unrecht die Möglichkeit, direktiv Klienten zu beeinflussen. Sie können jedoch einen interaktionellen Kontext anbieten, der für Veränderungen förderlich ist: Als Therapeuten setzen wir uns selbst als *Instrument* ein und schaffen der eigenen Person durch eine aktive, kreative und spielerische Haltung einen Kontext für Veränderungen, der Klienten einlädt, andere *Seiten* zu aktualisieren. Dabei stehen wir nicht außerhalb, sondern sind ein Teil des Behandlungssystems und werden von ihm beeinflusst.

2 Theoretische Grundlagen des systemischen Modells

Die systemische Therapie ist aus familientherapeutischen Ansätzen hervorgegangen, die Ende der 50er-Jahre bis in die 70er-Jahre entstanden sind (Hoffman 1982). In ihrer Entwicklung lassen sich unterschiedliche Phasen unterscheiden:

In der Anfangsphase übertrug die Forschergruppe um Bateson am Mental Research Institute in Palo Alto Konzepte der allgemeinen Systemtheorie, der Kybernetik (von Bertallanffy 1968) und der Kommunikationstheorie auf soziale Systeme. In dieser »klassischen« Zeit bestand ein hohes Interesse an Kommunikationsabläufen, generationsübergreifenden Mustern und beobachtbaren Interaktionen innerhalb von Familiensystemen sowie Videoanalysen von Gesprächen.

Im klassischen systemisch-kybernetischen Modell werden Familien als System verstanden; die Elemente dieses Systems – Eltern, Kinder, aber auch weitere Angehörige, Freunde, Lehrer, Sozialarbeiter – stehen miteinander in Wechselbeziehung und Austauschprozessen. Dies ist eine recht dürre Beschreibung für das reiche Geflecht an Verhalten, Emotionen, sprachlichem und körpersprachlichem Geschehen, das menschliches Leben ausmacht. Familien und andere soziale Systeme stellen ein Ganzes dar, das mehr ist als die Summe der Merkmale der Einzelpersonen. Der »Tanz« einer Familie erschließt sich nur unzureichend aus den Merkmalen und dem Verhalten der einzelnen Angehörigen. Manchmal klagen Eltern: »Bei uns gibt es immer nur Ärger mit dem Kind – aber die Nachbarn und Lehrer sagen, wir verstehen das gar nicht, bei uns ist er ein superangenehmes, freundliches Kind!«

Parallel zur kybernetischen Perspektive wurden die mehrgenerationalen Ansätze der Familientherapie entwickelt, die Symptome und Beziehungsmuster als Ausdruck von problematischen Familienerfahrungen in der Eltern- und Großelterngeneration begreifen. Sie werden implizit durch die Werte,

Regeln und Ideale sowie die Bilder von Beziehungen weitergegeben. Für ein umfassendes Verständnis von Symptomen ist es sinnvoll, die Familiengeschichte – beispielsweise durch die Arbeit mit Familienstammbaum, Loyalitätsbindungen, familiären Vermächtnissen und Delegationen sowie dem sozialhistorischen Kontext, in dem die Familienangehörigen groß geworden sind – zu berücksichtigen (Reich, Cierpka u. Massing 2007; von Schlippe u. Schweitzer 2012).

Im Laufe des Zusammenlebens der Familie bilden sich wiederkehrende Interaktionsabläufe heraus, die das tägliche Leben »regeln«. Verhaltensgewohnheiten oder *Regeln* sind wichtig für die Stabilität von Systemen. Sie sind Ausdruck impliziter Normen des Zusammenlebens, die ein (Familien-)System ausmachen, etwa »Hauptsache, keinen Streit!« oder »Wir sind immer füreinander da«. Muster und Regeln in Familien zeigen sich in wiederkehrenden und oft vorherzusehenden Verhaltensweisen – wenn ein kleines Kind einen Kummer hat, rennt es möglicherweise immer erst zur Mama und nur, wenn sie nicht da ist, zum Papa. Für die therapeutische Arbeit sind redundante Kreisläufe um ein Problem herum von großer Bedeutung.

Für die systemische Therapie charakteristisch ist ein Denken in Kreisläufen und Netzwerken wechselseitiger Beeinflussung. Komplexes menschliches Verhalten hat keinen Anfangspunkt – klinische Symptome, Familiendynamiken und Beziehungsprozesse werden zirkulär verstanden; Ursache und Wirkung lassen sich nicht immer trennen. Nützlicher als die Frage »Wer hat Schuld?« ist die Vermittlung einer zirkulären Sichtweise. In einer Konfliktsituation können beide Seiten in ein problematisches Interaktionsmuster verstrickt sein, bei dem sich das Verhalten wechselseitig aufschaukelt und beide Parteien sowohl Akteur als auch Opfer sind. Das Verhalten der einen Person ist zugleich Ausgangspunkt für das Verhalten einer anderen Person – ob ein Vater geduldig auf das Trödeln eines Kindes eingeht, hat eine Wirkung, umgekehrt hat aber das Trödeln auch einen Einfluss auf den Vater.

In der Praxis der systemischen Therapie gilt das Interesse den Kommunikations- und Interaktionssequenzen zwischen den Familienmitgliedern als einem sozialen System, in denen Problemverhalten eingebettet sein kann. Viele der ursprünglichen Erkenntnisse der Bateson-Gruppe über die Eindeutigkeit oder Widersprüchlichkeit von Kommunikation, über *symmetrische und komplementäre Konfliktmuster* zählen heute zum Grundverständnis der systemischen Therapie. Sie sind aber auch zum Grundbestand vieler psychotherapeutischer Modelle geworden und haben Eingang in Gruppentherapien, Elterntrainings und Kommunikationstrainings gefunden (Hahlweg, Kuschel u. Miller 2000; Schultz von Thun 1989; Watzlawick, Beavin a. Jackson 1969).

Nach Watzlawick gibt es neben *digitalen* Ausdrucksformen – das sind insbesondere sprachliche Mitteilungen – analoge *Ausdrucksformen*, die mehrdeutiger, aber emotional auch reichhaltiger als die verbale Sprache sind; insbesondere bei Kindern ist oft wichtiger, wie etwas gesagt wird, als was gesagt wird. In der therapeutischen Arbeit mit Kindern – aber auch mit Jugendlichen – ist die Nutzung nichtsprachlicher Ausdrucksformen unerlässlich; emotionale und nicht bewusstseinsnahe Prozesse lassen sich besser mit Metaphern, Bildern oder Ritualen beeinflussen (Nemetschek 2006).

Verhalten lässt sich als eine Botschaft auffassen; *jede Kommunikation hat einen Inhalts- oder Mitteilungsaspekt und einen Beziehungsaspekt*. Wenn ein Jugendlicher der Aufforderung aufzuräumen nicht nachkommt, kann dies bedeuten: »Du hast mir überhaupt nichts zu sagen!« Ein (Problem-)Verhalten kann also für etwas anderes stehen und ist zugleich eine Beziehungsdefinition, eine Aussage darüber, wie das Verhältnis zu einer anderen Person ist.

Zwischenmenschliche Kommunikationsabläufe sind entweder symmetrisch oder komplementär. Bei *symmetrischen Abläufen* entspricht die Logik der eines Schlagabtausches: »Wie du mir, so ich dir!« Beide Seiten kämpfen um eine überlegene Position im Sinne eines symmetrischen Teufelskreises. Ein Beispiel sind die typischen Konflikte zwischen Eltern und einem heranwachsenden Jungen angesichts der Frage, wer worüber zu bestimmen hat. – Bei *komplementären Kommunikations-*

abläufen ist das Tun des einen das Lassen des anderen: Je mehr eine Mutter ihren Sohn zu größeren schulischen Anstrengungen anzutreiben versucht, desto mehr lässt er sich hängen. Bei eingefahrenen Verhaltenskreisläufen ist oft eine Interpunktion bezüglich dessen, wie alles angefangen hat, kaum möglich und nicht sinnvoll.

Familiensysteme haben die Tendenz zur *Stabilität* und *Entwicklung*. Lebende Systeme sind per se resilient gegenüber ihrer Umwelt; um zu existieren, benötigen sie Beharrungswiderstand gegenüber Veränderungen. Verhalten unterliegt positivem und negativem Feedback – auf Abweichungen vom gewohnten Verhalten reagiert ein System mit der Aktivierung von Rückkopplungsmechanismen, durch die es zu einer gewissen Stabilität des Familienlebens kommt. Das Gleichgewicht einer Familie – oder die Homöostase – wird gewöhnlich durch negative Rückkopplungsprozesse hergestellt. Eine »negative«, abweichungsdämpfende Rückkopplung führt zu Rückkehr zur Ausgangslage – ein Kind schreit, die Mutter tröstet oder stillt es, das Kind beruhigt sich, positive Rückkopplungsschleifen oder abweichungsverstärkende Rückkopplung bewirken letztendlich eine krisenhafte Zuspitzung.

> Ein Mädchen unter 16 Jahren will abends ausgehen, die Eltern verbieten es ihr, das Mädchen schreit, schlägt die Mutter und geht fort, nach der Heimkehr eskaliert der Streit, nach einigen Wiederholungen rennt das Mädchen wieder fort, der eingeschaltete Allgemeine Soziale Dienst des Jugendamtes veranlasst eine stationäre Jugendhilfemaßnahme, in welcher das Mädchen rebelliert, wenn ihre Autonomiewünsche nicht erfüllt werden, ihr Verbleib in der Einrichtung ist gefährdet und so fort ad infinitum.

Komplexere Systeme organisieren sich in *Subsysteme*, wie das Geschwistersubsystem, das elterliche und das partnerschaftliche Subsystem, als Gender-Subsysteme etc., die unterschiedliche Dinge miteinander tun. Die Zugehörigkeit zu einem Subsystem erschließt sich durch Fragen, zum Beispiel nach gemeinsamen Aktivitäten und Interessen, oder durch die Frage, mit wem über welche Themen gesprochen wird. Spielt man die Videoaufnahme eines Familiengesprächs im Zeitraffer ab, zeigt sich deutlich die Interaktionsdichte, zum Beispiel rennt ein Kind immer nur zum Papa, aber kaum zur Mama. – Auch die Einzelperson kann als Subsystem verstanden werden, mit Teilen, die ihrerseits ein inneres System bilden, mit dem im Rahmen der Teilearbeit systemisch gearbeitet werden kann.

Zur Definition eines Systems muss eine Unterscheidung getroffen werden, wer dazugehört und wer nicht. *Grenzen* lassen sich operationalisieren als die Dichte von Austauschprozessen – die Austauschbeziehungen innerhalb eines Systems sind dichter und intensiver als zwischen System und Umwelt. Die Frage, wie die Grenze gezogen wird, spiegelt das Selbstverständnis des betreffenden Systems wider. Nehmen nach der Trennung beide Eltern am Familienurlaub teil, oder wird eine andere Lösung gefunden? – Ein wichtiges Systemmerkmal ist die *Qualität der Außengrenzen* der Familie: Starre Außengrenzen und soziale Isolation sind ein ungünstiger Prädiktor für die Entwicklung (Walsh 1998). Die *interpersonellen Grenzen* beschreiben zum einen die Nähe-Distanz-Regulation: Wird emotionale Nähe angemessen hergestellt, werden individuelle Freiräume und Bedürfnisse respektiert? Sie dienen anderseits zur Beschreibung der Grenzen zwischen Generationen: Werden hinreichende Unterschiede gemacht zwischen dem, was Kinder, und dem, was Erwachsene tun, oder sind die Kinder in der Bestimmerrolle?

Systeme können durch *funktionale, prozessuale* oder *hierarchische Modelle* beschrieben werden (Ropohl 1979). Betrachtet man das Organigramm einer Familie aus hierarchischer Perspektive, handelt es sich nicht um ein System von Gleichgestellten. Es gibt – auch in rechtlicher Hinsicht – unterschiedliche *Hierarchieebenen*. Eltern verfügen über mehr Kompetenzen, Verantwortung und »Macht«. Dies impliziert jedoch keine einseitig-lineare Kontrolle. Wenn ein Säugling schreit, hat die Mutter die Macht, ihn zu stillen, und der Säugling seinerseits hat zum Beispiel durch seinen Biorhythmus umgekehrt Einfluss auf die Mutter, auf ihre Müdigkeit, ihre Bereitschaft und Fähigkeit, nach wiederholtem Aufstehen noch ruhig auf das Kind einzugehen. Dennoch ist die Abhängigkeit des Säuglings von der Mutter größer als die Abhängigkeit der Mutter vom Säugling. In Familien sind die Elemente des Systems nicht gleich, es gibt zentrale Personen, die häufiger von anderen »angespielt« werden und im Familienspiel eine Schlüsselposition einnehmen.

Für das Leben als Familie ist ein bestimmter Grad an *Kohäsion* erforderlich. Der Zusammenhalt der Familie wird bestimmt durch den Grad der emotionalen Verbundenheit. Sind die Bindungskräfte übermächtig, werden die Entwicklungsmöglichkeiten eines Kindes möglicherweise behindert, sind die Bindungskräfte zu gering, erfahren die Kinder nicht in ausreichendem Maß Rückhalt. Die Qualität des Familienlebens – wie es sich anfühlt, in der Familie zu sein – wird durch die Offenheit des emotionalen und kommunikativen Austausches und das Selbstwertgefühl beeinflusst (Satir 1964).

Neben dem Zusammenhalt – oder der Tendenz zur Homöostase von Familien – ist die *Fähigkeit zum Wandel* eine wichtige Dimension sozialer Systeme. Das Familiensystem entwickelt und verändert sich im Laufe der Zeit, denn auch die Lebensumstände der Familie unterliegen einem stetigen Wandel, was von den Angehörigen Flexibilität verlangt. Menschen durchlaufen im Prozess des Älterwerdens verschiedene Lebensabschnitte, in denen charakteristische Entwicklungsaufgaben auftreten. Diese Aufgaben lassen sich mit dem Modell des Lebenszyklus veranschaulichen.

In unterschiedlichen *Phasen des Lebenszyklus* – der Zeit der Familiengründung, des Überganges in Kindergarten und Schule, der Ablösephase und dem Erreichen des Erwachsenenalters – müssen sich die Familienangehörigen immer wieder auf die veränderten Bedingungen umstellen und sich neu organisieren. In diesen kritischen Übergangspunkten im Lebenszyklus kann es vermehrt zum Auftreten von Symptomen kommen, wenn sich das Kind oder eine Familie mit den Erfordernissen und mit Veränderungen schwertun.

Eine systemische Standardintervention bei der Arbeit mit Kindern und Jugendlichen besteht darin, ihr (Problem-)Verhalten im Kontext ihres Entwicklungsabschnittes zu sehen und dann den Bezugsrahmen zu ändern. Diese normalisierende Intervention kann zu einer anderen Bewertung des Verhaltens führen – die Motzigkeit einer 15-Jährigen und ihr Wunsch, sich über Facebook mit ihren Freunden möglichst ohne weitere Einmischung der Mutter zu verabreden, können durch ein *Reframing* zu einem alterstypischen Konflikt erklärt werden, bei dem die Tochter mehr selbst bestimmen und mehr Verantwortung für sich übernehmen will und die Mutter verantwortungsbewusstes Verhalten der Tochter sehen muss, um sie als erwachsene Person behandeln zu können. Dinge erhalten Bedeutung durch Bezugskontext, innerhalb dessen sie wahrgenommen werden. Durch Auseinandersetzung mit der Technik des *Reframings* begann die Palo-Alto-Gruppe, sich zunehmend für die Rahmung von Verhalten, die Bedeutung von Sprache und den Konstruktivismus zu interessieren, und leitete eine Wende der systemischen Therapie ein.

In der zweiten Entwicklungsphase der systemischen Therapie etwa ab 1980 fand eine erkenntnistheoretische Akzentverschiebung statt. Standen in der frühen systemischen Therapie die beobachtbaren Interaktionssequenzen und ihre Veränderung im Mittelpunkt des Interesses – also das Handeln der Familie –, rückten ab Beginn der 80er-Jahre des letzten Jahrhunderts Bedeutungsgebungsprozesse und die Sprache in sozialen Systemen in den Mittelpunkt. Nicht das scheinbar objektiv gegebene Handeln oder das Interaktionsgeschehen, sondern die subjektiven Bewertungen und Bedeutungszuschreibungen wurden als maßgeblich angesehen; die Bedeutung des Erlebten ist mit abhängig vom Bezugsrahmen, in dem es wahrgenommen wird (Bandler u. Grinder 1985; de Shazer a. Lipchik 1984; Trömel-Plötz 1980). Das Interesse verlagerte sich auf die Bedeutung von Sprache und die soziale Konstruktion von Wirklichkeiten und auf die vor 30 Jahren »neueren« Systemtheorien, wie die *Theorie dissipativer Strukturen, die Theorie der Synergetik und die Chaostheorie*. Im Rahmen dieser kognitiven Wende der Familientherapie hat sich auch das Verständnis von Systemen gewandelt.

Um ein (Familien-)System erkennen zu können, müssen wir mit ihm interagieren. Unsere Einschätzungen werden über Sprache kommuniziert; dabei verändern wir – gemäß einer alten sozialpsychologischen Erkenntnis – den »Gegenstand« unserer Beobachtung. Als Berater stehen wir nicht außerhalb, sondern müssen uns von dem »System« berühren lassen – genauer gesagt: von den Menschen, mit denen wir es zu tun haben; wir können daher letztlich keine objektiven Aussagen über das System machen. Technische Hilfsmittel wie die Arbeit mit einer Beobachtungsscheibe und Videoauswertungen oder ein reflektierendes Team sollen dazu beitragen, eine Metaperspektive zu wahren, sie lösen das Dilemma jedoch nur teilweise. Was an einem System beobachtet und herausgegriffen wird, ist stets mit abhängig vom Aufmerksamkeitsfokus und von den Wahrnehmungsmöglichkeiten des Betrachters und seinen Vorannahmen, Modellen und Perspektiven. Zwei oder auch mehr Beschreibungen eines Systems können gleichermaßen gültig sein. Therapeutisch fruchtbar ist meist nicht eine Suche nach *der* richtigen Systembeschreibung, sondern vielmehr die Frage, welche Beschreibung weiterführend ist. Mit unserer Sprache bilden wir Realität nicht einfach ab; sie wird vielmehr durch die von uns verwendeten Begriffe zumindest teilweise geprägt (Trömel-Plötz 1980; Vaihinger 1920). Zum Beispiel: Eine Veränderung der Art und Weise, wie, und dessen, worüber gesprochen wird, bedeutet auch eine Veränderung der Verhaltensoptionen innerhalb des entsprechenden Realitätsausschnittes (Sluzki 1992).

Wenn ein Kind eine Verhaltensauffälligkeit aufweist, bildet sich um sie herum schnell ein Beziehungssubsystem. Probleme können bestimmte Kommunikationsmuster auslösen und dazu führen, dass um ein bestimmtes Verhalten eines Kindes herum ein Problemsystem aus Helfern und Angehörigen entsteht, das möglicherweise zu einer Festschreibung und Chronifizierung des Problems beitragen kann, statt es aufzulösen.

> In einem bekannten Lehrvideo spricht Minuchin mit einer Familie und mit Vertretern der 27 Helfersysteme, von denen sie betreut wird, und unterstützt sie zu entscheiden, welche für sie nützlich sind und welche nicht. Wurde früher primär der Tanz der Familie um das Problemgeschehen beachtet, geht es hier vorrangig um den Tanz der Familie *und* der Helfersysteme um das Problem herum.

Familien als soziale Gruppen entwickeln und bilden *ein gemeinsames, geteiltes System von Überzeugungen und Begriffen*, um ihre Welt zu verstehen (Reiss 1981). Sie erzeugen ihre eigenen Bilder davon, was sie als wirklich ansehen (Gergen 1991). Die familiäre Konstruktion von Wirklichkeit wird insbesondere durch Narrative tradiert. Familien, in denen Kinder an Problemen leiden, bieten häufig *problemgesättigte Narrative* an, in denen die Symptome alle Lebensbereiche zu beherrschen scheinen und sich das Kind ebenso wie seine Eltern gegenüber den Problemen in einer hilflosen Position wähnen, in der sie kaum Einflussmöglichkeiten haben und sich als Opfer fühlen; dies kann als eine Problemtrance verstanden werden, die durch eine enge Fixation auf die Problemhaftigkeit gekennzeichnet ist und sich u. a. durch eine Veränderung der Richtung der Aufmerksamkeit auflösen lässt (Schmidt 2004). Dieses Muster zeigt sich häufig, wenn Eltern zu einem Folgetermin erscheinen und beiläufig berichten, das präsentierte Symptom habe sich verringert, dafür seien jetzt X und Y ein Problem, um, wenn es auch hier Fortschritte geben sollte, über Z zu klagen.

Die *Perspektive der Selbstorganisation* geht davon aus, dass Menschen als lebende Systeme sich bei veränderten äußeren Bedingungen entsprechend ihrer Binnenstruktur autonom organisieren, um ihre Einheit und Kohärenz zu erhalten. Systeme lassen sich weniger durch direktive Interventionen beeinflussen, sondern in einer Weise »verstören«, die Selbstorganisationsprozesse anregt und das vorhandene Lösungspotenzial von Kind und Familie nutzt. Während in der Anfangszeit der systemischen Therapie auf der Grundlage der frühen kybernetischen Modelle der Glaube bestand, Menschen seien mehr oder weniger von externen Systemkräften bestimmt, betonen Selbstorganisationsansätze stärker ihre *Binnendeterminiertheit* (Haken u. Schiepek 2006; Kriz 1999; Maturana u. Varela, 1987). Im Vergleich zur Anfangszeit der systemischen Therapie ist die Rolle des Therapeuten heute weniger direktiv, sondern zielt darauf ab, das Potenzial des Kindes und der Familie zu wecken. Veränderungen werden in einem gemeinsamen Prozess ausgehandelt, und der Therapeut lädt eher zu Änderungsschritten an, statt einseitig zu be-handeln. Damit hat die systemische Therapie zu ähnlichen Positionen gefunden, wie sie in der humanistischen Therapie seit Langem gebräuchlich sind. Auch wenn es mehr als fraglich erscheint, ob die ursprünglich für einen sehr speziellen Bereich der Zellforschung entwickelte Autopoiese-Theorie sich ohne Weiteres auf menschliche Systeme übertragen lässt (Peter 2007), ist festzuhalten, dass infolge der Selbstorganisationsansätze systemische Therapeuten die Bedeutung des Individuums wiederentdeckt haben und ein Kind nicht allein als Produkt oder Opfer seines sozialen Kontextes betrachten.

Und wo bleibt das Kind?

Nachdem das Kind bzw. die Eltern als Individuen in der systemischen Therapie lange Zeit vernachlässigt worden waren, hat inzwischen eine Wende stattgefunden. Die Person mit ihren Besonderheiten, dem Temperament, der besonderen Familiengeschichte und ihren Emotionen und ihren Freiheitsgraden findet zunehmend Berücksichtigung. Seit Beginn der 60er-Jahre haben Familientherapeuten, die mit Kindern arbeiteten, kritisiert, dass viele der Konzepte und Vorgehensweisen von stärker erwachsenenorientierten systemischen Therapeuten zu sehr auf Sprache und kognitive Prozesse beschränkt seien und damit den Belangen von Kindern nicht gerecht würden (vgl. Retzlaff 2002). Jenseits diverser theoretischer Unterschiede lassen sich systemische Ansätze auch danach unterscheiden, ob die Begründer überwiegend mit Kindern und Jugendlichen oder mit

Erwachsenen gearbeitet hatten. Konzepte für die Arbeit mit Kindern und im Einzelsetting fanden sich insbesondere bei M. H. Erickson, Haley und Madanes, bei Minuchin, der Palo-Alto-Gruppe, bei de Shazer und Berg, dem Mailänder Team (Selvini Palazzoli, Boscolo, Cecchin a. Prata 1974, 1977), bei White und Epston (1990) und natürlich bei Satir (1964), die mit ihrem Konzept des Familiengefühls früh die Bedeutung von Emotionen betonten, die Stärkung des Selbstwertgefühls und einer kongruenten Kommunikation als Lösungsweg ansahen und mit ihrem Teilemodell entscheidende Impulse für die Arbeit mit dem inneren System gaben.

Brücken zwischen systemischen und einzeltherapeutischen Konzepten werden auch in der bindungsorientierten Familientherapie (Attachment-Based Family Therapy – ABFT, Diamond 2010), der Filialtherapie (Thomas 2010), der emotionsfokussierten Therapie für Kinder (Johnson 2010), der personzentrierten Systemtheorie (Kriz 1999), dem humanistisch-systemischen Modell von Madanes (1997), der mentalisierungsbasierten Familientherapie (Asen u. Fonagy 2010) und der hypnosystemischen Therapie geschlagen (Holtz u. Mrochen 2005; Mrochen, Holtz u. Trenkle 1993).

Die gegenwärtige Phase lässt sich als Zeit der Integration kennzeichnen, in der sich die systemische Perspektive mehr und mehr zur Grundlage einer allgemeinen systemisch fundierten Therapie etabliert, gleichzeitig aber Elemente und das Wissen anderer Richtungen und Wissenschaftsdisziplinen aufgenommen und integriert werden. Belege für diese Aussage sind systemisch basierte Metamodelle etwa von Lebow (2005) und Pinsof (1995) sowie die zunehmend zu beobachtende Integration von Elementen anderer therapeutischer Verfahren oder die integrative Orientierung von systemischen Ausbildungen, Lehrbüchern und Tagungen.

Daneben zeichnet sich besonders in den angloamerikanischen Ländern ein Trend zu komplexeren, manualisierten Behandlungspaketen ab, die von Forschergruppen für bestimmte Störungsbilder entwickelt, beforscht und vermarktet werden, etwa für Drogenabhängigkeit, Anorexia nervosa und Jugendliche mit delinquentem Verhalten. Sie basieren überwiegend auf der strukturell-strategischen Therapie (Minuchin 1977; Haley 1978), beziehen sich auf den sozialen Konstruktivismus, integrieren aber auch verhaltenstherapeutische Interventionen in ihr Vorgehen (Retzlaff in Vorb.). Zu diesen *Markennamentherapien* zählen die *funktionale Familientherapie* (FFT) für Jugendliche mit Sozialverhaltensstörungen und die *multidimensionale Familientherapie* (MDFT) für Jugendliche mit Drogenproblemen. Die *Brief Strategic Family Therapy* (BSFT) und die *multisystemische Therapie* (MST) sind ebenfalls bei Delinquenz und Substanzstörungen sowie bei körperlichen Erkrankungen, emotionalen Störungen und Problemen wie Vernachlässigung wirksam (Retzlaff in Vorb.). Allerdings sollte nicht übersehen werden, dass Diagnosen keine Dinge, sondern nur Bezeichnungen für ein mehrdimensionales komplexes Prozessgeschehen sind, letztlich behandeln wir nicht die Magersucht oder den Substanzmissbrauch, sondern arbeiten mit Menschen und dem interaktionellen Geschehen zwischen ihnen.

Ätiologische Modelle

Für das Auftreten von Störungen wurden in der Entwicklungsgeschichte der systemischen Therapie unterschiedliche Erklärungsmodelle entwickelt. Eine Erklärung von psychopathologisch auffälligem Verhalten eines Menschen ist in dem Maß systemisch, als versucht wird, Verhalten im Kontext der Beziehungen zwischen den Elementen des sozialen Systems zu verstehen (von Sydow, Beher, Retzlaff u. Schweitzer 2007). Probleme werden also nicht primär auf die Merkmale eines Kindes oder Elternteils zurückgeführt, sondern der umfassendere Kontext wird betrachtet, zu dem neben den Familienangehörigen auch weitere Systeme hinzugehören, etwa die Wechselbeziehungen mit Gleichaltrigen, Schule und Gesellschaft.

Lange Zeit wurden auch innerhalb der systemischen Therapien *Familien als Entstehungsort von Pathologie* missverstanden. Die vermeintlich prägende Wirkung der Familie auf die Entwicklung von Kindern ist jedoch keine hinreichende Erklärung für das Auftreten von psychischen Störungen. Zwar lassen sich Problemmuster beschreiben, die Familien anfälliger für das Auftreten von psychischen Störungen machen, es gibt jedoch *keinen linearen Zusammenhang zwischen familiären Beziehungsmustern und spezifischen Störungen.* Systemische Therapie rückt die dynamische Wechselwirkung zwischen den biologischen und psychischen Eigenschaften und den sozialen Bedingungen des Lebens ins Zentrum der Betrachtung, um ein Kind und seine Beschwerden angemessen verstehen zu können.

In der ersten Phase bis in die 80er-Jahre galten *beobachtbare Interaktionsprozesse* als problemerzeugend. In einer zweiten, *sprachorientierten Phase* der systemischen Theorieentwicklung etwa ab 1980 wurden verstärkt sprachliche *Bedeutungsgebungsprozesse*, Glaubenssysteme und einschränkende Narrative als Erklärungsmodell für klinische Symptome und Verhaltensprobleme herangezogen. Allerdings finden sich viele der später weiter ausdifferenzierten Annahmen bereits in der ersten Phase der Entstehung der systemischen Therapie.

Geläufige Erklärungsmodelle der systemischen Therapie für Beschwerden und Symptome sind unter anderem:

- *eine ungünstige familiäre Organisationsform*, beispielsweise starre oder diffuse interpersonelle Grenzen (Minuchin u. Fishman 1983), z. B. wenn die Mutter mit dem an Einschlafängsten leidenden Sohn im Bett schläft oder der Vater im Bett der 16-jährigen Tochter oder wenn Eltern für ihre Kinder emotional wenig zur Verfügung stehen oder sie übermäßig kontrollieren und sich in ihre Belange einmischen. In unterschiedlichen ethnischen Gruppen gibt es sehr verschiedene Vorstellungen davon, welche Verhaltensweisen als Einmischung oder als übergroße Distanz gelten, dennoch gibt es in den meisten Kulturen Vorstellungen davon, was zu viel Nähe oder ein übermäßiger Abstand ist.
- *eine problematische Hierarchie* im Sinne einer Rollenkonfusion zwischen Generationen, z. B. wenn Kinder eine parentifizierte Position einnehmen und mit elterlichen Aufgaben überlastet werden oder wenn Eltern ihre Rolle nicht ausfül-

len und Kinder sich selbst beeltern sollen, wenn etwa ein neunjähriger Junge seine vier kleineren Geschwister versorgen muss, sobald Vater und Mutter wieder auf Droge sind.

- *konflikthafte Dreiecksbeziehungen*, wenn ein Eltern- oder Großelternteil offen oder verdeckt gegen einen Elternteil mit einem Kind paktiert und dem drogenabhängigen Sohn heimlich Geld oder Beruhigungsstabletten zusteckt, wenn beide Eltern – wie beim »kaukasischen Kreidekreis« – ein Kind auf ihre Seite ziehen wollen oder wenn sich bei der klassischen Sündenbocksituation die Eltern verbünden und Konflikte auf dem Rücken eines Kind austragen (Minuchin 1977; Haley 1977).
- *eine paradoxe Hierarchieumkehrung*. Durch die Entwicklung eines Symptoms kann ein Kind seine Eltern einladen, ihm zu helfen, und damit eine vordergründig starke Position einnehmen, das Symptom ist dann *Metapher für das Beziehungsgeschehen* (Madanes 1981a).

  BEISPIEL: Ein Junge verschlechtert sich plötzlich deutlich in der Schule und verhält sich passiv; sein Vater bemüht sich, ihn zu mehr Aktivität und Initiative anzuspornen, und »vergisst« dabei seine eigene Depressivität, die ihn und seine Frau nach der Frühberentung belasten.

- *eine soziale Isolation und ein fehlendes Netzwerk* (Auerswald 1973). Verfügbare soziale Unterstützung ist einer der wichtigsten Prädiktoren für psychisches Wohlergehen. Insbesondere belastete Familien sind häufig sozial isoliert – etwa nach einer Migration – oder haben »starre« interaktionelle Grenzen nach außen, die den Kontakt von Jugendlichen zu Gleichaltrigen und damit die alterstypischen Entwicklungsschritte erschweren können.
- *die Erfüllung einer positiven Funktion von Symptomen* für die Familie. Die Mailänder Gruppe ging in ihrer frühen Phase davon aus, dass der Indexpatient mit seinem Symptomverhalten die Familienhomöostase stützt (Selvini, Palazzoli, Boscolo, Cecchin u. Prata 1978). Bis zum heutigen Tag stellt dies eine Lieblingshypothese vieler Systemtherapeuten

dar – gewissermaßen der Ödipuskomplex der systemischen Therapie. Doch schon die Mailänder Gruppe erkannte, dass diese ätiologische Vorstellung allzu leicht einer tendenziell linearen Zuschreibung mit abwertender Note gleichkommen kann. Funktionalistische Hypothesen erklären den Effekt post hoc zur Ursache eines Geschehens.

- *unklare und widersprüchliche Kommunikation.* In extremeren Fällen können bestimmte Kommunikationsmuster das Risiko ernsthafter psychischer Symptome begünstigen (Tienari, Wynne a. Wahlberg 2006), in leichteren Fällen sind Kinder oder Jugendliche einfach nur verwirrt, wenn ihnen vage, widersprüchliche Botschaften oder nicht erfüllbare Aufträge erteilt werden (Haley 1977; Kempler 1974; Satir 1964).

BEISPIEL: Der Vater von zwei Söhnen behauptet, sich von seiner Frau getrennt zu haben, tatsächlich verbringt er jedoch einen großen Teil seiner Freizeit und die Urlaube mit ihr und den beiden Söhnen, die nicht so recht wissen, ob die Eltern nun emotional aneinander hängen oder nicht.

Ein Spezialfall widersprüchlicher Kommunikation sind Doppelbindungen; als All-Erklärungsprinzip wurde die Doppelbindungshypothese bereits Ende der 70er-Jahre »beerdigt« (Berger 1978).

- *eine Mystifizierung* (Laing a. Esterson 1964). Einem Kind wird eingeredet, dass nicht gilt, was es wahrnimmt, fühlt und denkt, sondern das, was von einem Erwachsenen nahegelegt wird. Eine junge Erwachsene mit selbstschädigendem Verhalten beschreibt ihren Vater als jemanden, der ganz in Ordnung sei; im Gespräch mit Angehörigen stellt sich heraus, dass es ein Tabu ist, den Vater zu kritisieren, obwohl er mehrmals im Jahr das häusliche Mobiliar zertrümmert.
- *Selbstwertprobleme* (Satir 1980). Ein Kind, das wertgeschätzt wird und erfahren hat, dass es eine Familienkultur gibt, in der anderen mit Achtung begegnet wird, kann offen und kongruent mitteilen, was seine Wünsche und emotiona-

len Bedürfnisse sind. Symptome und Beschwerden können als Ausdruck von Selbstwertproblemen verstanden werden, etwa wenn eine Schülerin über viele Jahre hinweg ausgegrenzt und zur Außenseiterin wird, mit einem entsprechend negativ gefärbten Selbstbild, weil sie aufgrund ihres impulsiven, zappeligen Verhaltens und ihres Redeflusses unbeliebt ist.

- *einschränkende Glaubenssätze und Wirklichkeitskonstruktionen*, wie etwa die Überzeugung, die Welt außerhalb der Familie sei schlecht und bedrohlich, oder die Annahme, dass Nähewünsche und Autonomiestreben sicherlich nicht erfüllt werden. Sie können sich besonders als dysfunktionale innere Stimmen äußern.
- *Kooperationsprobleme im inneren Team*. Menschen haben unterschiedliche persönliche Anteile, Seiten und Bedürfnisse, die man sich, metaphorisch gesprochen, wie ein Konzert innerer Stimmen, eine Party mit verschiedenen interessanten Personen oder als ein inneres Parlament vorstellen kann (Satir 1980; Schmidt 2004; Schwartz 2007). Manche Jugendlichen haben destruktive innere Stimmen internalisiert – die sie glauben machen, nicht liebenswert, sondern hässlich oder dumm zu sein (Conen 2002).
- *generationsübergreifend tradierte Verhaltensmuster*. Im Sinne einer Weitergabe von Symptomen und Beziehungsproblemen über Generationen hinweg, wie dies zum Teil bei Problemen wie Alkoholmissbrauch, Suiziden oder konflikthaften Beziehungen vorkommen kann. Dahinter steckt die Annahme, dass schwerwiegendere Probleme in der Gegenwart eine längere Vorgeschichte haben, sodass man drei Generationen oder mehr überblicken muss (Boszormenyi-Nagy u. Spark 1981; Bowen 1978; Weber 1993).

Beispiel: Ein Mädchen hat große Angst, ohne den Schutz ihrer Eltern zu übernachten. Ihre Mutter berichtet, dass sie das Mädchen unmittelbar nach der Geburt angeschaut und ihr geschworen hatte, sie niemals alleine zu lassen, weil der Vater der Mutter seine Familie unter schmerzlichen Umständen verlassen hatte, als sie noch ein kleines Kind war.

Aus heutiger Sicht haben biografische Ereignisse jedoch keinen linear prägenden Effekt, sondern es besteht ein Spannungsverhältnis zwischen vorgegebenen Fakten und den individuellen Gestaltungsmöglichkeiten. Auch wenn ein Vater massiv getrunken hatte und es Gewalt in der Familie gegeben hatte, ist es möglich, dass ein Kind im Erwachsenenalter die eigenen Kinder fürsorglich erzieht.

- *familiäre Delegationen* (Stierlin 1978). Etwa wenn Eltern aus wirtschaftlicher Not ihr Heimatland verlassen haben und offen, noch mehr jedoch verdeckt die Erwartung an den zwölfjährigen Sohn haben, er möge ein supererfolgreicher Schüler sein und Tennisspieler werden, um all ihre Entbehrungen zu rechtfertigen.
- *Loyalitätsbindungen und unausgeglichene Schuld- und Verdienstkonten* (Boszormenyi-Nagy u. Spark 1981). Sie sprechen das primäre Bedürfnis nach Gerechtigkeit in nahen Beziehungen an.

Beispiel: Eine alleinerziehende Mutter war nie mit dem Vater der heute 18-jährigen Tochter zusammengezogen, weil sie sich um ihre eigene Mutter kümmern »musste«; sie lebt mit der heute hochbetagten, schwer pflegebedürftigen Dame zusammen, die mit Nachdruck auf eine umfassende Betreuung pocht; die 18-jährige Tochter tut sich ihrerseits schwer damit, sich einen Freund zu suchen, auswärts zu übernachten oder sich vorzustellen, für ihr Studium fortzuziehen.

- *Mythen und Legenden* – im Sinne von wieder und wieder in gleicher Weise erzählten Anekdoten, die als handlungsleitende »Blaupausen« oder Skripte für künftiges Verhalten dienen und ein Kind in einer bestimmten Weise festlegen können (Byng-Hall 1988; Ferreira 1963; Madanes 1997). Manchmal hört man in Beratungen »Max war schon immer ein schwieriges Kind, er hat schon beim Ultraschall gezappelt« oder »Dieses Kind hat mich fast umgebracht, bei seiner

Geburt bin ich fast gestorben, und schon sein Vater hat mich geschlagen!« – ein sicherlich nicht besonders günstiges Drehbuch für die zukünftige Entwicklung.

- *rigides Festhalten an untauglichen Lösungsversuchen*, die zum Problem werden beziehungsweise es fortbestehen lassen (Fisch, Weakland u. Segal 1987), etwa das Aufschieben eines gefürchteten Ereignisses wie einer Prüfung oder die fortgesetzte Erwartung von Eltern, die Tochter möge freiwillig und spontan tun, was sie insgeheim von ihr erwarten, statt dieses klar zu kommunizieren.
- *Nichtbeachtung von Ausnahmen vom Problem.* Neben problematischen Verhaltenssequenzen und wahrgenommenen Problembereichen gibt es meist auch problemfreie Bereiche und Ausnahmen, Lösungsverhalten sowie *frühere Kompetenzerfahrungen*, die von Klienten oft jedoch ausgeblendet werden; wird in einem sprachlichen Zuschreibungsprozess die Situation zu einem Problem erklärt, verfestigt sich die Problemhaftigkeit (de Shazer 1989, 1991).
- *einseitige, selektive Aufmerksamkeitsfokussierung.* Das Verhalten von kleinen und großen Menschen fluktuiert: Kinder haben in der Regel gute und weniger gute Anteile, und auch ihre Eltern zeigen sich mal von ihren kompetenten, ein anderes Mal von ihren eher ungeduldigen, inkonsequenten oder wie auch immer gearteten Seiten. Durch eine auswählende Beachtung kann ein allzu negatives – oder unrealistisch positives – Bild eines Kindes entstehen.

Beispiel: Familie M. war überzeugt, dass die Kinder verhaltensauffällig und die Eltern chaotisch seien. Beim gemeinsamen Anschauen von Videoaufnahmen des Familienlebens waren jedoch die Ausnahmen die Regel – die Kinder waren kooperativ und die Eltern weitaus geordneter, als sie selbst gedacht hatten.

- *Schwierigkeiten, einen Übergang im Lebenszyklus zu meistern* und sich auf die alterstypischen Erfordernisse des neuen Entwicklungsabschnittes einzustellen. Manchmal halten Eltern – und/oder Kinder – an Verhaltensmustern fest, die zu einem deutlich jüngeren Kind passen würden. Beispielsweise traut ein Kind sich nicht zu, alleine in die Schule zu gehen, und die Eltern trösten es wie ein sehr viel kleineres Kind, obwohl dies eigentlich nicht erforderlich wäre.

- *traumatische Erfahrungen*, ohne hinreichend verfügbare Ressourcen, die bei der Verarbeitung helfen, sodass eine gute Verarbeitung erschwert ist. Ein Beispiel sind Kinder, die infolge von Verwahrlosung in den ersten Lebensjahren ohne Zugang zu liebevollen Bezugspersonen anhaltende Probleme in ihrem Bindungsverhalten zeigen.
- *sprachliche Zuschreibungsmuster* und *ungünstige Konstruktionsprozesse*. Durch die Verwendung bestimmter Begriffe und Formulierungen können soziale Wirklichkeiten geschaffen werden. Ob man von einem »Schreibaby« spricht oder von einem Kind, das schnell erregbar ist, macht in der Wirklichkeitskonstruktion der Eltern einen wesentlichen Unterschied und beeinflusst die wahrgenommenen Handlungsoptionen erheblich. Werden die Unaufmerksamkeit eines Jungen in der Schule und seine mangelnde Beteiligung am Unterricht auf eine Unterforderung infolge einer Hochbegabung zurückgeführt statt auf Desinteresse und Bequemlichkeit, hat dies weitreichende Folgen für das weitere therapeutische Vorgehen (Grunebaum u. Chasin 1980; Schmidt 2004).
- *problemgesättigte Narrative*. Menschen organisieren ihre Erfahrungen in Erzählungen. Bei Kindern und Eltern mit Problemen handeln die organisierenden Metaphern von anstrengenden, erfolglosen Bemühungen: »Paul hört nicht, ich habe es ihm schon 100-mal gesagt, mein Mann, na, der unterstützt mich auch nicht, der Lehrer sagt auch, ›so geht es nicht weiter‹« – die Affektlage wird geprägt von Gefühlen von Hilflosigkeit oder Anklage. Der Aufmerksamkeitsfokus ist auf einen engen, problembehafteten Wirklichkeitsausschnitt reduziert. Ressourcen und Ausnahmen werden übersehen. Vom Wesen her handelt es sich um eine klassische Opferposition, weit entfernt vom Kohärenzgefühl, das von

Antonovsky (1997) als ein zentrales gesundheitsförderliches Glaubenssystem von Familien angesehen wird.

- *Selbstorganisationsprozesse.* Krankheitsentwicklungen können als *dynamische Prozessmuster* verstanden werden, in denen beispielsweise ein einschneidendes Lebensereignis als Kristallisationspunkt oder *Ordner*, der weitere Lebensprozesse im Verlauf von sogenannten Phasenübergängen in den Bann zieht und das Fluktuieren dieser Lebensprozesse stört (Haken u. Schiepek 2006), einhergehend mit einem Gefühl des Kontrollverlustes und Einschätzung der entsprechenden Zustände als Krankheit.

BEISPIEL: Ein zwölfjähriger Junge hatte als Kind an internistischen Problemen gelitten, und seine Eltern hatten sich wegen seines Gesundheitszustandes lange Zeit große Sorgen gemacht. Zusätzlich entwickelte er Allergien und eine Laktoseintoleranz. Mit zwölf Jahren kam es häufiger zu leichteren Nahrungsmittelunverträglichkeiten und Bauchkoliken, die vom behandelnden Kinderarzt als harmlos angesehen wurden, beim Jungen jedoch ein heftiges Krankheitsgefühl auslösten und die Sorgen der Eltern reaktivierten. Wegen der Bauchbeschwerden vermochte er es immer häufiger nicht, die Schule zu besuchen. Dadurch wurde die Vorstellung, an einer gravierenden Krankheit zu leiden, bestärkt.

- *eine psychophysiologische Dysregulation* – Kinder unterscheiden sich in ihrer biologischen Grundausstattung, in ihren Reaktionsbereitschaften und Vorlieben. Bei einer günstigen Passung zwischen Eltern und Kind entfaltet sich das Selbstregulationspotenzial des Kindes günstiger als bei Passungsproblemen zwischen Eltern und Kind. Manche Kinder sind hochexzitabel und reizoffen. Wenn die Eltern versuchen, es durch aktives Tun zu beruhigen, verschlimmern sie die Lage möglicherweise, und ihr Baby regt sich mehr und mehr auf. Wird die Selbstregulationsfähigkeit nicht genutzt und entwickelt, kann dies langfristig ungünstig sein. Selbst manche Teenager und Eltern stehen noch immer vor der

Aufgabe zu lernen, wie sie sich selbstständig abregen können.

- *ein Übermaß belastender Faktoren* auf individueller, familiärer, materieller, gesundheitlicher und sozialer Ebene bei gleichzeitig nicht verfügbaren Ressourcen, die eine Ausgleichsmöglichkeit böten. Gemäß dem Sprichwort »Was zu viel ist, ist zu viel« können Symptome entstehen, wenn zu viele Belastungen gleichzeitig gegeben sind. Wenn der Vater von Arbeitslosigkeit bedroht ist, die Mutter eine Krebsdiagnose erhalten hat, für die Großmutter ein Platz im Pflegeheim gefunden werden muss, es anhaltenden Streit zwischen den Eltern über die Erziehung der Tochter gibt und Schule sowie Lese-Rechtschreib-Training nur mühsam laufen – wäre es etwas viel von einem zehnjährigen Mädchen verlangt, keine Anpassungsprobleme zu entwickeln.
- *Wechselwirkungen somatischer, psychischer und Umweltfaktoren.* Heute orientiert sich das Ätiologieverständnis der systemischen Therapie am biopsychosozialen Ansatz (Kröger, Hendrischke u. McDaniel 2000; McDaniel, Hepworth u. Doherty 1997; Sydow et al. 2007). Die systemische Therapie rückt die dynamische Wechselwirkung zwischen den biologischen und psychischen Eigenschaften und den sozialen Bedingungen des Lebens ins Zentrum der Betrachtung, um das Kind und die psychischen Störungen angemessen verstehen zu können. Der Mensch wird aus systemischer Sicht zugleich als biologisches und als soziales Wesen betrachtet (Ludewig 2005). Biologische, psychische und soziale Systeme sind konstitutiv füreinander. Psychische Störungen werden als integrierter Bestandteil zirkulärer Wechselwirkungsprozesse größerer biopsychosozialer Systeme verstanden, in die ein Kind eingebunden ist. Psychische Störungen entstehen in der Regel nicht durch einzelne Elemente von Systemprozessen – wie etwa frühkindliche Traumen oder die Sozialisation in der Familie; es gilt das Prinzip der Äquifinalität: Viele Wege und zirkuläre Wechselwirkungsprozesse können zu einem Beschwerdebild führen. Eine Magersucht kann auf einen fehlgeleiteten Diätversuch, auf eine Trauerreaktion,

auf eine Wette mit einer Freundin, wer es schafft, schlank zu bleiben, auf familiäre Konflikte und vieles mehr zurückgeführt werden.

Eltern, Kinder und Jugendliche sind eingebunden in einen sozialhistorischen Kontext und soziale Lebenswelten, die beachtet werden müssen. Bedeutsame Elemente des weiteren relevanten Systems sind u. a.:

- die räumlichen Gegebenheiten der Wohnung und des Umfeldes
- die Arbeitsmöglichkeiten der Eltern
- die Vereinbarkeit von Berufstätigkeit und Kinderbetreuung durch entsprechende Angebote
- der Zugang zu sozialen und zu Bildungseinrichtungen
- das Vorhandensein von anderen Kindern und Flächen zum sicheren, durchaus auch von Erwachsenen unbeaufsichtigten Spielen
- die Qualität der Gesundheitsversorgung sowie
- weitere soziale und Umweltfaktoren sind bedeutsame Elemente des weiteren relevanten Systems.

Durch die Resilienzforschung wird einerseits deutlich belegt, dass die Kombination bestimmter Risikofaktoren die Wahrscheinlichkeit eines Auftretens von psychischen Störungen in späteren Lebensjahren deutlich erhöht – aufgrund von individuellen Faktoren wie peri- und postnatalen Komplikationen, ungünstigen Temperamentsfaktoren, Problemen in der kognitiven Entwicklung, aufgrund von familiären Faktoren wie häuslicher Gewalt und negativen familiären Kommunikationsmustern, aufgrund von frühem Verlust eines nahen Angehörigen, psychischen Störungen, Kriminalität, geringer Bildung sowie von *gesellschaftlichen Risikofaktoren* wie einem geringen sozioökonomischem Status und Arbeitslosigkeit (Werner 1993).

Die Ergebnisse der Resilienzforschung belegen andererseits jedoch auch, dass Kinder auf massive Belastungen sehr unterschiedlich reagieren und sich selbst unter anhaltenden widrigen Lebensumständen auf lange Sicht gut entwickeln können. Belastende Lebensumstände und negative familiäre Erfahrungen sind nicht unmittelbare Ursache psychischer Störungen. Neben individuellen Faktoren, wie guten intellektuellen Fähigkeiten, einem positiven Selbstkonzept, positivem Temperament und sozialen Fertigkeiten, tragen insbesondere *Familienprozesse* zur Resilienz bei. Hierzu zählen eine hohe familiäre Kohäsion, Flexibilität, Engagement für die Partnerschaft, die Qualität der Kommunikation, gute Grenzen und Rollenverteilung sowie familiäre Glaubenssysteme und insbesondere ein Gefühl der Sinnhaftigkeit und Kohärenz (Retzlaff 2010; Werner 1993; Werner a. Smith 1992).

Beim Verständnis von Problemen und Störungen erscheint es sinnvoll, neben Aspekten, die einer »harten« Wirklichkeitsebene zuzuordnen sind, ebenso die weichere Wirklichkeitskonstruktion zu berücksichtigen. Eine Verkürzung auf die innerfamiliäre Interaktion, auf innerpsychisches Geschehen, auf vorherrschende Narrative, das Konzert der inneren Anteile usw. wäre nicht hinreichend. Familiäre Faktoren werden nicht primär für die Entstehung von Störungen verantwortlich gemacht, biomedizinische Vorgänge und psychosoziales Geschehen beeinflussen sich vielmehr wechselseitig. Zum maßgeblichen Betrachtungssystem zählen neben dem Patienten und seiner Familie auch die Behandler und weitere soziale Systeme.

Außer biologischen Faktoren, die einer »harten« Wirklichkeitsebene zugeordnet werden können, sind besonders die Bedeutungsgebungsprozesse und die Erzählungen um das präsentierte Problem herum relevant. Kinder sind nicht allein Resultat von konstitutionellen Faktoren, familiären Sozialisationsbedingungen oder prägenden Umwelteinflüssen, sie erschaffen ihre Wirklichkeit nicht völlig frei und können sich auch nicht einfach über die Rahmenbedingungen hinwegsetzen – besondere materielle Lebensbedingungen oder Krankheiten machen etwas mit Familien, aber was diese wiederum aus den gegebenen Umständen machen, ist Teil des Gestaltungsspielraums, über den Menschen verfügen. Es geht um ein dialektisches Verhältnis prägender Rahmenbedingungen und dessen, was wir daraus machen.

Die Welt ist mehr als eine Erfindung; Theorien wie der Konstruktivismus bieten uns ein Bild der Wirklichkeit, das mehr oder weniger nützlich sein kann und eine geeignete Rahmung und Betrachtungsabstand benötigt. In manchen Kontexten wie zum Beispiel der Jugendhilfe können lineare Beschreibungen wie »Dieses Kind wird vernachlässigt und ist gefährdet!« durchaus ihre Berechtigung haben. Phänomene einer »harten« Wirklichkeit, Einflüsse wie Armut, die Benachteiligung von Frauen, Gewalt und sexueller Missbrauch oder unterschiedliche Machtverhältnisse zu einer bloßen Ansichtssache zu erklären wäre eine Mystifizierung. Die Wirklichkeitskonstruktion einer sozial randständigen Familie mag die gleiche Berechtigung haben wie die Sichtweisen der Mitarbeiter des Jugendamtes, in der Praxis haben Letztere sehr viel mehr Möglichkeiten, ihre Konstruktion durchzusetzen.

Entwicklungslinien der systemischen Therapie

Im Laufe der Geschichte der systemischen Therapie sind zahlreiche zum Teil recht unterschiedliche Modelle entstanden, aus denen eine Fülle von kreativen Interventionen hervorgegangen ist. Bestimmte Fragen werden in der Literatur zur systemischen (Kinder- und Jugend-)Therapie immer wieder kontrovers diskutiert. Madanes (1981) – eine der innovativsten systemischen Therapeutinnen – hat eine Reihe von Dimensionen benannt, mit deren Hilfe sich verschiedene systemische- und andere therapeutische Ansätze ordnen lassen:

- Position des Therapeuten – aktiv/direktiv oder neutral/nondirektiv
- Ansatzpunkt für therapeutische Veränderung – Handeln, Verhalten und Interaktion oder Sprache und Bedeutungen
- zeitlicher Fokus – auf der Gegenwart und dem Geschehen im

Hier und Jetzt, in der Vergangenheit oder der Zukunft
- Betrachtungseinheit – Arbeit mit Einzelpersonen, mit der Familie oder mit größeren sozialen Netzwerken
- problem- und lösungsorientiertes Vorgehen oder Förderung von Entwicklung und Wachstum von Person und Familie
- Symptome und Verhalten als symbolischer Ausdruck und Metapher für die Familiendynamik oder als Verhalten, das für sich selbst steht und keine weitere Bedeutung hat
- störungsspezifisches, gegebenenfalls manualisiertes therapeutisches Vorgehen oder maßgeschneiderte Einzelfalltherapie
- Nutzung von paradoxen Interventionen oder ein ausschließlich compliance-basiertes Vorgehen.

Es gibt somit eine Vielzahl von methodischen Vorgehensweisen in der systemischen Kinder- und Jugendtherapie, die gleichermaßen nützlich und gültig sein können. Die frühen Konflikte der Abgrenzung zwischen verschiedenen systemtherapeutischen Richtungen erscheinen heute als unterschiedliche Entwicklungsphasen, deren bewährte Elemente in der Praxis integriert werden und zum gemeinsamen Grundbestand systemischer Therapie zählen (Schweitzer, Beher, von Sydow u. Retzlaff 2007). Die klassischen, pragmatischen Ansätze der systemischen Familientherapie mögen als veraltet gelten, die sorgfältige Beobachtung von Interaktionsabläufen mit einer wertschätzenden Rückmeldung an die Eltern ist aber in der Eltern-Säuglings-Therapie durchaus aktuell und wird von Betroffenen als sehr hilfreich erlebt. Vergleicht man verschiedene therapeutische Modelle anhand der Dimensionen, so werden die Unterschiede und Gemeinsamkeiten über Therapieschulen hinweg deutlich: Beispielsweise gibt es deutliche Parallelen zwischen lösungsorientierter Therapie und kognitiver Verhaltenstherapie (Furman 2008; Maisel, Epston a. Borden 2004) oder zwischen narrativ-systemischen Ansätzen mit Konzeptionen der nondirektiven Spieltherapie (Brächter 2010) und Gestalttherapie. Die Nützlichkeit des jeweiligen Vorgehens ergibt sich nicht primär aus der theoretischen Abstammung, sondern muss sich im Arbeitskontext des jeweiligen Beraters mit konkreten Klientensystemen und Beschwerdebildern erweisen. Eine direktive Vorgehensweise mit einem aktiven, handlungsorientierten Therapeuten, die mit der Familie, dem Jugendlichen und seinem weiteren sozialen Netz arbeitet, ist ebenso eine gültige Form systemischen Handelns wie ein narratives nondirektives therapeutisches Vorgehen, das primär auf das Kind abzielt. Eine störungsspezifische Vorgehensweise etwa bei der Behandlung von Jugendlichen mit Anorexie hat genauso ihre Berechtigung wie eine maßgeschneiderte Fallkonzeptualisierung.

3 Entwicklungsbesonderheiten

Einführende Bemerkungen

Will man erfolgreich mit Kindern arbeiten, ist es erforderlich, sich auf ihre Welt, ihre Sprache und ihre Ausdrucksformen einzustellen. Kinder sind neugierig aufs Großwerden (Nemetschek 2000); aus einem inneren Drang heraus, sich zu entwickeln, streben sie danach, sich Kompetenzen, Fähigkeiten und Wissen anzueignen und zu lernen (Largo 2010). Dabei sind sie weniger festgelegt als Erwachsene und offen für neue Erfahrungen. Ihr Entwicklungstempo ist in der Regel hoch, was therapeutische Änderungsprozesse erleichtert.

Die Gestaltung der Beziehung zu einem Kind, die Wahl des Settings und passender Interventionen hängt mit von der kognitiven Entwicklung, der Vorstellungswelt, den bevorzugten Spiel- und Kontaktformen und den vorherrschenden sozialen Beziehungen ab.

Bedingt durch unsere Biologie, verändern wir uns im Laufe des Älterwerdens. Bei der kindlichen Entwicklung lässt sich eine weitgehend einheitliche Abfolge von Entwicklungsstadien beobachten, die durch *Entwicklungsbesonderheiten* charakterisiert sind. Die Entwicklungspsychologie beschreibt normativ die Entwicklung von Kindern und interindividuelle Unterschiede: Was kann ein Kind, gemessen an der Norm der Gleichaltrigen? Diverse Testverfahren erlauben eine Einschätzung des Entwicklungsstandes in Relation zur Altersgruppe.

Die Beschreibung fest definierter Entwicklungsphasen wird dem prozesshaften Charakter von Entwicklung nicht immer gerecht. Deshalb ist es sinnvoll, sich auf den individuellen Entwicklungsstand eines Kindes einzustellen, anstatt sich starr an normativen Erwartungen zu orientieren, wann ein Kind laufen oder die Ausscheidungsfunktionen beherrschen sollte. Kinder entwickeln sich in ihrem eigenen Tempo und sind zu unterschiedlichen Zeitpunkten bereit, einen Entwicklungsschritt zu machen. Für Berater ist es wichtig, ein Kind oder einen Jugendlichen im Kontext seiner Altersgruppe zu sehen. Eine vorübergehende Gewichtszunahme von Mädchen in der Pubertät gehört durchaus in den Bereich des Normalen – ebenso wie bestimmte ausagierende Verhaltensweisen von Jungen, auch wenn sie aus Erwachsenensicht unerwünscht sein mögen.

Den Entwicklungsabschnitten des Kindes- und des Jugendalters lassen sich bestimmte alterstypische Anforderungen oder Entwicklungsaufgaben zuordnen (Havighurst 1972). Diese Aufgaben stellen sich einem Individuum in einer bestimmten Lebensperiode abhängig von der jeweiligen Kultur und dem Zeitgeist. In sie gehen die individuelle Leistungsfähigkeit, die soziokulturellen Entwicklungsnormen und die persönliche Zielsetzung ein. Sie bieten eine allgemeine Orientierung über Kompetenzen, Fortschritte und Probleme in den verschiedenen Altersstufen, die sich im Lauf des Lebens stellen; sie werden im folgenden Kapitel referiert.

Die Entwicklung des Kindes erwächst aus dem Zusammenspiel von Anlagen und Umwelteinflüssen, insbesondere des sozialen Umfeldes, das die Entfaltung individueller Eigenschaften und Fähigkeiten ermöglicht. Eine starre Dichotomie zwischen Genetik und Umwelt ist hinfällig. Im Kontext der Familie entfaltet sich die Individualität von Kindern (Reiss et al. 2000). Sie sind nicht das lineare Produkt ihrer Erfahrungen oder ihres Familiensystems. Die Umwelt und die Eltern machen Angebote, doch das Kind bestimmt mit, was davon es aufnimmt, verinnerlicht und für sich nutzt. Die vermeintlich prägende irreversible Wirkung von Kindheit ist ein Mythos. Prospektive Studien zeigen, dass der Zusammenhang zwischen frühen Entwicklungsbedingungen und der späteren Entwicklung eher gering ist und nur dann besteht, wenn später gleichartige Einflüsse wirksam sind. Negative Lebenserfahrungen können kompensiert werden (Haggerty, Sherrod, Garmezey a. Rutter 1999; Werner 1993; Welter-Enderlin u. Hildenbrand 2006).

Das Kind als sich selbst organisierendes System ist nicht passiv Umwelteinflüssen ausgesetzt, sondern ist ein aktiver, sich selbst organisierender Organismus. Im Laufe der Entwicklung entstehen Ordnungen auf höherer Ebene, eine größere Differenziertheit und hierarchisch integrierte Subsysteme von Repräsentanzen. Psychische Störungen können u. a. als mangelnde Integration bei fortschreitender Differenzierung begriffen werden (Oerter 2002). Entwicklungsdiagnostik ist immer eine verstehende Rekonstruktion eines aktuellen Entwicklungsstandes und eine Ermittlung der Entstehungsgeschichte. Diagnosen müssen den Entwicklungsweg stets mit berücksichtigen (ebd.). Letztlich gehen soziale Erwartungen mit in diagnostische Einschätzungen ein: Ab wann ist eine Entwicklungsauffälligkeit problematisch, wann gilt sie als klinisch relevant?

Interpersonelle Neurobiologie

Manchmal verkünden Eltern: »Wir behandeln unsere Kinder alle gleich.« Dieser Anspruch ist eher ungünstig, denn Kinder sind verschieden – ihre Ausstattung, ihr Entwicklungstempo variieren (Largo 2010). Während in den Sozialwissenschaften lange Zeit die biologischen Befunde skeptisch und als wenig relevant gesehen wurden, setzt sich heute mehr und mehr die Erkenntnis durch: Das Gehirn ist ein soziales Organ, das von sozialen Einflüssen geprägt wird (Spiegel a. Hartzel 2004). Besonders in den ersten drei Lebensjahren sind die Zellen im Cortex bereit, Verknüpfungen herzustellen. Schädigende Einflüsse durch Umweltnoxen, Fehlernährung, Alkohol- oder Medikamenteneinnahme und psychosoziale Belastungen können sich langfristig nachteilig auswirken. Die Geburt ist nicht der Anfang; bereits sehr früh entsteht eine Beziehung zwischen der Mutter und dem Kind, in der vorgeburtlichen Phase beginnt die Interaktion zwischen Mutter und Kind, mit den ersten Bewegungen wird das Kind als ein »Du« erlebt (Krüll 1989). Organische und funktionelle Strukturen differenzieren und spezialisieren sich im Laufe der Entwicklung bis zur Adoleszenz und darüber hinaus.

Die Expressivität von Genen wird durch Erfahrung moduliert – wie es die amerikanische Familientherapeutin Stern

(2002, p. 90) treffend formulierte, »written into the genes, rewritten by experiences« (»in die Gene geschrieben, doch überarbeitet durch Erfahrung«; Übers.: R. R.). Anlagen und Gene werden von Eltern weitergegeben, ihre Ausformung unterliegt Umwelteinflüssen und Erfahrungen. Kinder eignen sich aktiv und selektiv bestimmte Erfahrungen an. Die Umwelt kann ein limitierender Faktor sein – etwa in einem vernachlässigenden Milieu –, doch unter den gegebenen Angeboten wählt das Kind aktiv aus. Das bedeutet auch, dass eine gut gemeinte frühe Förderung nicht automatisch dem Kind wirklich nützen muss.

Interpersonelle Beziehungen – insbesondere Bindungserfahrungen – beeinflussen die Entwicklung von Kindern bis hin zur Art und Weise, wie ihr Gehirn reift. Durch neuronale Aktivität werden im Gehirn Nervenzellverbindungen geknüpft und verändert. Eltern und andere Bezugspersonen haben einen hohen Einfluss auf die Entwicklung von Kindern, allerdings nicht in einem linearen Sinne. Es werden vielmehr günstige oder weniger günstige Kontexte für die Entwicklung geschaffen, die zum Beispiel das Erlernen von Selbstregulation fördern oder dies eben nicht tun. Neuronale Aktivität aktiviert oder deaktiviert Gene und erhöht die Bereitschaft, in Zukunft entsprechend zu reagieren. Diese »gelernte Reaktionsbereitschaft« kann von Eltern an Kinder weitergeben werden. Erfahrungen verändern die Bereitschaft von Nervenzellen, in einer bestimmten Weise anzusprechen. Die Aktivität des Geistes verändert also Strukturen des Gehirns – und zwar nicht allein in der Kindheit, sondern auch durch Erfahrungen in der Jugendzeit oder im Erwachsenenleben, etwa durch Meditation, gute Bindungs- und Lebenserfahrungen oder eine erfolgreiche Psychotherapie. Anders als in den neurobiologischen Modellen, die Anfang der 80er-Jahre in der systemischen Landschaft rezipiert wurden, gelten heute zwischenmenschliche Erfahrungen als entscheidend für die neurobiologische Reifung und die Art und Weise, wie sich die Persönlichkeit eines Kindes ausgestaltet.

Temperament

Kinder sind verschieden, und daraus folgt: Erziehung muss sich an den individuellen Bedürfnissen und den Eigenheiten des jeweiligen Kindes orientieren (Largo 2010). Eltern merken sehr rasch, dass selbst kleine Kinder ihre eigene Persönlichkeit und ihre Eigenheiten mitbringen und nicht anerzogen bekommen. Zu den Besonderheiten zählen individuell unterschiedliche Reaktionsneigungen – das Aktivitätsniveau, die Stabilität von Biorhythmen, die Anpassungsfähigkeit bzw. Rigidität bei Veränderungen, die Offenheit gegenüber neuen Reizen, die Reizschwelle und Reaktionsintensität, die Qualität der Grundstimmung, die Ablenkbarkeit, die Aufmerksamkeitsspanne sowie die Ausdauer (Papoušek 2003; Zentner 1998). Die Kombination dieser Faktoren macht die Persönlichkeit des Kindes aus. Ein großer Teil der Säuglinge gilt als pflegeleicht, manche neigen dazu, sich eher verschlossen und unzugänglich zu zeigen. Ein kleinerer Teil ist schwierig im Umgang, hat irreguläre Biorhythmen, eine mangelnde Anpassungsfähigkeit und eine eher negative Grundstimmung (Chess a. Thomas 1987). Säuglinge mit Schlafproblemen schneiden bei den meisten Temperamentsfaktoren ungünstig ab. Nach Langzeituntersuchungen zur Resilienz haben es Kinder mit einem umgänglichen Temperament leichter, mit widrigen Lebensumständen zurechtzukommen (Werner a. Smith 1992). Temperamentsfaktoren mögen primär genetisch angelegt sein, ihre Ausformung entsteht jedoch nicht allein aus den primär biologischen Anlagen, sondern unter dem Einfluss von Erfahrung, Belastungen wie prä- und perinatalem Stress, der Mutter-Kind-Interaktion, Umweltfaktoren und epigenetischen Veränderungen durch umweltbedingte Einflüsse im Lebenskontext (Möhler u. Resch 2012).

Die Passung zwischen dem Temperament des Kindes und dem seiner Eltern kann stimmig oder ungünstig sein. Ein reizoffenes Baby, das exzessiv schreit und sich nur schwer beruhigen lässt, kann eine geduldige Antwort durch die Eltern auslösen, die ihm helfen, sein Selbstregulationspotenzial zu stärken. Wenn sich die Eltern jedoch überfordert fühlen und zu hektischem, ungeduldigen Verhalten neigen, kann stattdessen ein Kreislauf negativer Gegenseitigkeit ausgelöst werden. Das Temperament beeinflusst auch die Bindungsqualität und muss im Kontext von biografischen, kulturellen und sozialen Faktoren und vom vorherrschenden Zeitgeist in Bezug auf Erziehungsverhalten gesehen werden. Die Berücksichtigung von Temperamentsfaktoren kann als eine Form gesehen werden, wie der Individualität eines Kindes und seiner Eltern Rechnung getragen wird, statt dass man Schwierigkeiten einseitig als interaktionell bedingt oder als Resultat von Konstruktionsprozessen deutet.

Die sozial-emotionale Entwicklung von Kleinkindern

Als zentrale Grundlage für eine gute Entwicklung von Kindern ist die Erfüllung bestimmter Grundbedürfnisse erforderlich, wie sie Nahrung, Pflege, Geborgenheit und positive emotionale Bindungsbeziehungen darstellen (Largo 2010; Minuchin u. Nichols 1993). Die psychische Entwicklung eines Kindes ist in hohem Maße davon abhängig, ob es sich auf die Unterstützung primärer Bezugspersonen verlassen kann. Aus der Sicht der Bindungstheorie sind Bindungsbedürfnisse angeboren, universell und lebenslang gegeben (von Sydow 2008). Allerdings ist die Ausgestaltung des Bindungsverhaltes kulturell überformt. Die folgenden Ausführungen beziehen sich auf den in westlichen Kulturen – und in der gebildeten Mittelschicht anderer Länder – vorherrschenden autonomieorientierten Bindungsstil (Keller 2011).

Kern des kindlichen Bindungsverhaltens ist das Bedürfnis nach Geborgenheit. Kinder können kaum ohne Nähe und Zuwendung vertrauter Personen überleben. Aufseiten der Eltern gibt es eine angeborene Bereitschaft, für das Kind zu sorgen und seine Signale, Kontakt und Nähe zu gewähren, zu beantworten. Kinder und ihre Eltern fühlen sich sicher, wenn auf ihre Signale und Bedürfnisse eingegangen wird. Besonders in den ersten Lebensjahren wird das Bindungsverhalten primär körpersprachlich vermittelt – durch Körperwärme, vertraute Gerüche,

Zuwendung und Schutz, sanftes Schaukeln und einfühlsames, abgestimmtes Eingehen auf die Bewegungen und Lautäußerungen des Kindes. Die Bindungsbereitschaft von Eltern ist unterschiedlich ausgeprägt und hängt von eigenen frühkindlichen Bindungserfahrungen sowie gegenwärtigen Belastungen, Verlusten und materiellen Unsicherheiten ab (Papoušek 2003).

Bindung ist ein wechselseitiges Geschehen; auch Eltern binden sich an Kinder und benötigen ihrerseits Sicherheit und Geborgenheit. Triadische Konzeptionen des Bindungsverhaltens greifen auf Konzepte der strukturell-strategischen Therapie zurück; die Qualität der Bindungsbeziehung ist günstiger, wenn innerhalb des Beziehungsdreiecks die Bindungsbeziehung von Kind und Elternteil durch den anderen Elternteil freundlich unterstützt wird – statt dass sie Konkurrenz oder Eifersucht auslöst. Die Qualität der dyadischen Beziehung wird mit durch die Qualität der triadischen Beziehung bestimmt: Fühlt sich die Mutter in ihrer Beziehung zum Kind unterstützt, oder erlebt sie eine Konkurrenz zwischen sich und ihrem Mann (Byng-Hall 2008; Schwinn u. Borchardt 2012)?

Kinder können tragfähige Bindungsbeziehungen auch zu anderen Menschen eingehen, wie Geschwistern, Großeltern oder freundlichen Pflegepersonen. Wichtiger als die Quantität der mit primären Bezugspersonen verbrachten Zeit sind intensive, qualitativ befriedigende, regelmäßige, verlässliche Zeiten mit einer betreuenden Person. Für die sozial-emotionale Entwicklung von Kindern ist die Feinfühligkeit der Bezugspersonen entscheidend, die intuitive elterliche Kompetenz, Signale des Kindes wahrzunehmen, richtig zu interpretieren und unmittelbar entwicklungs- und situationsangemessen zu beantworten (Ainsworth 1969), insbesondere durch eine kindgerechte Sprache, eine positive emotionale Haltung zum Kind, Zuwendung und emotionale Unterstützung und angemessene kognitive und emotionale Anregung (Joswig 2011).

Bindungsstile können als offene oder geschlossene Kommunikationsmuster von Familien verstanden werden, als eine Regel, was wann wie wem auf welche Weise kommuniziert wird. Je nach Bindungsstil lassen sich Kinder mit sicherem, unsicher-vermeidendem, unsicher-ambivalentem oder hochunsicherem bzw. desorganisiert-desorientiertem Bindungsmuster unterscheiden (Ainsworth 1969; Hédervári-Heller 2012). Bei einem *sicheren Bindungsstil* wird das Zeigen positiver und negativer Gefühle meist anerkannt, es wird darüber reflektiert und offen darauf eingegangen. Eine sichere Bindung wird durch eine positive Sicht auf andere Menschen und eine Selbstbeschreibung als liebenswert und wert, umsorgt zu werden, gekennzeichnet. Bei einem eher *unsicheren Bindungsmuster* werden Gefühle verzerrt geäußert und entsprechend beantwortet. Menschen mit *unsicher-vermeidendem Bindungsmuster* haben gelernt, dass ihre Gefühle nicht beachtet werden. Sie nutzen ihre emotionalen Erfahrungen daher weniger für den Umgang mit aktuellen Lebensproblemen und in ihren Beziehungen. Bei einem *ambivalenten Bindungsmuster* haben Kinder gelernt, dass die Handlungen und Reden der Eltern unvorhersehbar sind und nicht auf sie gebaut werden kann – Kinder lernen nicht, sich auf ihre Erwartungen und Überlegungen zu verlassen, sondern bauen mehr auf ihre Gefühle (Hédervári-Heller 2012).

Auf der Basis ihrer Erfahrungen mit primären Bezugspersonen entwickeln Kinder innere Arbeitsmodelle im Sinne von mentalen Repräsentationen oder kognitiv-affektiv-motivationale Schemata des Selbst, der anderen und der Welt, die aus Beziehungserfahrungen entstehen. Beziehungs- bzw. Bindungserfahrungen werden internalisiert, und innere Arbeitsmodelle prägen die interpersonelle Wahrnehmung, die Erwartungen und das Verhalten. Innere Arbeitsmodelle von Bindung entstehen im Kindes- und Jugendalter und tendieren dazu, konstant zu bleiben, sind aber auch noch später veränderbar. Sie prägen die Erwartungen und das Verhalten in Beziehungen. Psychische Gesundheit ist eng geknüpft an Bindungssicherheit und Beziehungsqualität. Menschen, deren Bedürfnisse nach emotionaler Sicherheit und nach stabilen Beziehungen in der Kindheit einigermaßen erfüllt wurden, sind weniger anfällig für chronische Ängste, sozial kompetenter und psychisch stabiler. Es gelingt ihnen einigermaßen gut, sowohl ihre Bindungs- als auch ihre Explorationsbedürfnisse zu leben (von Sydow 2008).

Auf der Grundlage ihrer interkulturellen Forschungen in verschiedenen Erdteilen sieht Keller (2011) die klassische Bindungstheorie als nicht allgemeingültig für die Mehrheit der Menschen an. Sie unterscheidet zwischen einem *autonomieorientierten* kulturellen Modell, das stark auf die Förderung kognitiver Kompetenzen, des Ich und eines unabhängigen Selbst ausgerichtet ist, von einem in ländlichen Regionen der Welt vorherrschenden Modell, das sehr viel stärker *an Verbundenheit orientiert* ist.

In dem uns vertrauten *autonomieorientierten Modell* gehen die Eltern körperlich distanzierter mit ihren Kindern um, das Baby hat eine aktive, weitgehend gleichberechtigte Rolle als Person. Es wird sehr in der eigenen Autonomie bestärkt, etwa durch bestätigende Äußerungen. Der Umgangsstil ist kindzentriert, Eltern reden viel mit dem Kind und spiegeln sein inneres Erleben, was die kognitive Entwicklung stark fördert.

In *verbundenheitsorientierten Kulturen* gibt es ständigen Körperkontakt zwischen Mutter und Kind, mit einer starken motorischen Stimulation. Dementsprechend wird die Bewegungsentwicklung stärker gefördert. Das Kind steht selten im Zentrum der Aufmerksamkeit und sollte nach den gegebenen kulturellen Maßstäben keineswegs allein an die Mutter gebunden werden, wichtig ist der Kontakt zu anderen Bindungspersonen, Tanten etc. Es ist selten allein mit der Mutter und muss sich ihre Aufmerksamkeit mit anderen teilen. Anders als in autonomieorientierten Kulturen wird der direkte emotionale Ausdruck nicht gefördert. – Neben diesen beiden Bindungsmodellen gibt es Zwischenformen.

Eine sichere Bindung kann abhängig von der jeweiligen Kultur auf sehr unterschiedliche Weisen erreicht werden (Keller 2011). Intensive Blickdialoge mit einem starken Emotionsausdruck sind in unserer Kultur kennzeichnend, in anderen Kulturen ist Blickkontakt dagegen weniger intim, und die Sozialisation ist stärker auf eine emotionale Neutralität gerichtet.

Zusammenfassend lässt sich sagen: Bindung stellt ein universales Verhaltenssystem dar, die Qualität und Ausprägung sind jedoch kulturell überformt. Bei der Arbeit mit Familien mit Migrationshintergrund und aus stärker traditionell geprägten Lebenskontexten sollten von Beratern unterschiedliche Bindungs- und Beziehungsstile wahrgenommen und gewürdigt werden.

Spielen und Lernen

Spielen ist für das Kind eine freudige Aktivität, ein selbstbestimmtes, zweckfreies Aufnehmen und Integrieren von Erfahrungen seiner Umgebung (*Papoušek 2003)*. Es erfüllt das wichtige menschliche Bedürfnis, Information zu sammeln, um sich in einer unbekannten Umwelt zu orientieren. Wenn es in einer Therapie gelingt, die inhärente Neugierde zu wecken, verbündet man sich mit einer wesentlichen Triebkraft des menschlichen Seins.

Treibende Kräfte des Spiels sind die innere Motivation, Neugier, Eigenaktivität und Selbstwirksamkeit, Explorationsbedürfnis und Erkundungsdrang und das im zweiten Lebensjahr hervortretende Kompetenzbedürfnis (*ebd.*, S. 30). Spiel ist spontanes, selbst initiiertes Lernen. Zumindest in der frühen Kindheit lassen sich Spiel und spontan gesteuertes Lernen kaum trennen (ebd., *S.* 31). Soziales Lernen beruht auf der angeborenen Bereitschaft, das Verhalten anderer Menschen nachzuahmen und zu verinnerlichen. Um soziale Kompetenzen aufzubauen, benötigen Kinder Mitmenschen.

Säuglinge verwenden sehr viel Energie darauf, neue Situationen zu erkunden, kleine Problemsituationen zu lösen und ihre Selbstwirksamkeit zu erproben – ganz ohne äußere Belohnung. Sie haben von früh auf ein genuines Interesse am Spiel und das Bedürfnis, sich mit ihrer sozialen und materiellen Umwelt vertraut zu machen, sie zu begreifen und auf sie einzuwirken. Spielen hat eine adaptive Funktion und ermöglicht es der Elterngeneration, in einem sicheren Experimentierfeld Wissen an die Kindergeneration weiterzugeben und dort zu integrieren. Nur ein Kind, das sich geborgen fühlt, spielt (Largo u. Benz 2003).

Im zweiten Lebensjahr erfolgt der Übergang vom explorativen und funktionalen Spiel zum Symbolspiel, dem Spiel auf Ebene der Vorstellungstätigkeit.

> »Die Fähigkeit zur Symbolisation eröffnet ein neues menschliches Betätigungsfeld für die Vorstellungstätigkeit auf einer mentalen Probebühne«,

auf der ganz neue Formen der Erfahrungsintegration wie Fantasietätigkeit, Gedankenspiele, gedankliches Vorausplanen und vorausschauendes Problemlösen möglich werden (Papoušek 2003, S. 28). In der Evolution wurden durch das Spielen und das Entstehen der Symbolisierungsfähigkeit die kognitive Entwicklung und die immense Ausweitung der cortikalen Hirnstrukturen und ihrer Vernetzung erheblich gefördert (Bruner 1974). Spiel als Form einer symbolischen Aktivität ist für den menschlichen Geist lebensnotwendig. Der Erwerb der symbolischen Repräsentations- bzw. der sprachlichen Symbolisierungsfähigkeit ermöglichte eine Ökonomisierung der Denkprozesse, des Wissensaufbaus und der Erfahrung über Grenzen von Raum und Zeit hinweg. Symbole repräsentieren eine Sache oder ein Ereignis, losgelöst von der realen Präsenz (von Bertalanffy 1968).

Eltern sind immer wieder am Spiel beteiligt, entweder direkt als Spielpartner oder indem sie Anreize geben durch Gestaltung einer anregenden Umgebung des Kindes und durch ihre Vorbildfunktion. Das Baby spielt seinerseits mit den Eltern und erprobt, mit welchem Verhalten es Antworten der Eltern am wahrscheinlichsten hervorrufen kann. Durch gemeinsame spielerische Aktivitäten wird ein gemeinsamer Fokus der Aufmerksamkeit geschaffen. Eltern können die Spielmotivation herausfordern und das Kind in seinem Explorationsstreben ermutigen.

Besonders bei Kindern, deren Entwicklung langsamer vonstattengeht, die Probleme der Ausdauer, der Nachahmung und sozialen Kommunikation haben, ist eine gute Synchronisation des elterlichen Angebotes mit den Möglichkeiten des Kindes von großer Bedeutung (Sarimski 2001).

Das Spiel drückt den individuellen Entwicklungsstand des Kindes aus. Interkulturell ist die Abfolge der verschiedenen Stufen des Spielverhaltens weitgehend gleich (Largo u. Benz 2003). Im ersten Lebensjahr dominiert beim Spielen die Freude an der Bewältigung einer Handlung. Nach Spielen mit Erkundungscharakter und Mittel-zum-Zweck-Charakter spielt der Säugling fortschreitend mit der Objektpermanenz (»Guck, guck, wo bin ich«) mit und räumlichen Charakteristiken. Das sensomotorische Spiel nimmt zwischen dem siebten und 30. Lebensmonat allmählich ab, der spielerische Umgang mit Gegenständen im Sinne von Exploration und Konstruktion zwischen neun und 13 Monaten zu.

Kategorisierende Spiele, bei denen gleichartige Objekte sortiert werden, und schließlich Spiele mit Symbolcharakter. Spiele von Kindern ab fünf Jahren sind mit Bewegung verbunden, wie Fangen, Wettrennen oder Ballspiele (Berk 2011). Das *funktionelle Spiel* entspricht weitgehend einfachem Nachahmen, Dinge werden in den Mund gesteckt usw. Beim *repräsentativen Spiel* zwischen zwölf und 18 Monaten wird eine Handlung wie Füttern bei einer anderen Person ausgeführt – zum Beispiel wird die Mama im Spiel gefüttert, später dann eine Puppe. Unter sequenziellem Spiel wird eine Abfolge von Handlungen verstanden, wie »Essenkochen und Mittagessen«.

Mit dem zwölften bis 13. Monat beginnt das Symbolspiel mit Spielzeugen, welches dann im Kleinkindalter bis zum Vorschulalter dominiert und danach allmählich in der Häufigkeit abnimmt. Beim *symbolischen Spiel* verleiht das Kind einem Gegenstand die Bedeutung von etwas anderem – die Muster auf dem Teppich sind Straßen, die Klötze sind Autos usw. Daraus entwickeln sich vom dritten bis zum fünften Lebensjahr die Rollenspiele mit Puppen in gemeinsamen, sequenziellen Handlungsabläufen, in die später andere Kinder einbezogen werden.

Eine fortgeschrittene Kategorie des Spieles sind *Als-ob-Spiele*, die voraussetzen, dass ein abwesender Gegenstand in der Vorstellung präsent ist. Ein Kind stellt sich beispielsweise schlafend oder tut so, als ob es eine Suppe löffelte oder als ob eine Puppe dies täte.

Spielen hilft bei der Bewältigung schwieriger Situationen, wie der Lösung realer Konflikte, zum Beispiel den Umgang mit alltäglichen kleinen Enttäuschungen oder Geschwisterrivalität. Es kann als ein Prozess verstanden werden, bei dem sich ein Kind durch Assimilation Erfahrungen aneignet (Piaget 1969), als Ersatzbefriedigung oder als Möglichkeit zur Verarbeitung unverarbeiteter Erlebnisse, als Ausdruck von Impulsen wie Aggressivität (Freud 1920). In der Entwicklungstheorie von Wygotski ermöglicht Spiel eine Integration von widerstreitenden Tendenzen und die Übernahme komplexer Rollen (West 2001). Aus handlungstheoretischer Perspektive lassen sich beim Spiel drei Ebene unterscheiden (Oerter 2003, S. 156): Operationen dienen dem Üben von zunehmend automatisierten Fertigkeiten, daneben gibt es bewusste und zielgerichtete Handlungen, die ein Bewusstsein von Kontrolle über die Welt ermöglichen sowie die übergeordnete Ebene der Tätigkeiten. Letztere stellen den Bezugsrahmen dar, in welchen das Spiel eingebettet ist; sie sind das Leitmotiv oder Grundthema der Spielhandlung und entsprechen häufig Entwicklungsthemen.

Im Spiel zeigen sich drei Transformationen, die für das Denken von Menschen kennzeichnend sind: die Materialisierung oder Vergegenständlichung von Thematiken als Objekte, etwa als Minifiguren oder externalisierte Gestalt; die räumliche Transformation – Geborgenheit und Freundschaft werden zum Beispiel als räumliche Nähe dargestellt; sowie die narrative Transformation, bei der eine Thematik als eine Erzählung, als Spielhandlung oder Rollenspiel oder Bildergeschichte ausgedrückt wird (ebd., S. 156).

Kognitive Entwicklung

Der Konstruktivismus wurde nach Auffassung von Holtz und Mrochen (2005) durch Piaget in die Entwicklungspsychologie eingeführt. Trotz aller inzwischen vorgenommenen Anpassungen ist das piagetsche Phasenmodell noch immer eine wichtige Grundlage der Entwicklungspsychologie. Die Konstruktion der Wirklichkeit beim Kind erfolgt durch die selbsttätige, handelnde Auseinandersetzung mit der Umwelt. Vor Entstehung des eigentlichen Denkens werden durch den spielerischen Umgang mit der sozialen und räumlichen Umgebung sensomotorische Schemata aufgebaut, die auf konkreten Erfahrungen basieren. Erst ab dem zweiten Lebensjahr werden eigentliche kognitive Schemata entwickelt. Die Entwicklung schreitet vom zunächst anschaulich-handelnden Denken in situativen aktuellen Bedingungen (zu Beginn des zweiten Lebensjahres) über eine zunehmend auf Vorstellungen (Bildern, zunehmend auch Schemata und Symbolen) beruhendes bildhaft-anschauliches Denken (Ende des zweiten Lebensjahres) zu einem urteilenden-vorausschauenden Denken (Ende des dritten Lebensjahres) (Joswig 2011; Textor 2012).

Das piagetsche Entwicklungsmodell unterscheidet vier aufeinanderfolgende Stadien, die bei Kindern aller Kulturen ähnlich auftreten sollen. Beim Durchlaufen der Stadien kommt es durch Reifungsprozesse und durch Erfahrung aufgrund von Assimilation und Akkommodation zu einer Weiterentwicklung der kognitiven Strukturen: Es werden durchlaufen das *Stadium der sensomotorischen Intelligenz* (0–2 Jahre) mit dem Erwerb von sensomotorischer Koordination, praktischer Intelligenz und Objektpermanenz, noch ohne interne Repräsentation; das *Stadium der präoperationalen Intelligenz* (2–7 Jahre) mit dem Erwerb des Vorstellungs- und Sprechvermögens, mit dem kindlichen Egozentrismus; das *Stadium der konkret-operationalen Intelligenz* (7–12 Jahre) mit dem Erwerb unter anderem der Fähigkeit zur Dezentrierung und zur Reversibilität des Denkens; und das *Stadium der formal-operationalen Intelligenz* (ab 12 Jahren) mit Erwerb der Fähigkeit zum logischen Denken und der Fähigkeit, Operationen auf Operationen anzuwenden (Joswig 2011; Textor 2012). – Im Verlauf der Entwicklung löst sich das Denken zunehmend von der Wahrnehmung, der Anschauung und dem Handeln und wird immer abstrakter. Ähnliche Stadien wurden für die moralische Entwicklung und die Entwicklung von Wertvorstellungen gefunden (Kohlberg 1996).

Die folgenden Ausführungen zu Entwicklungsschritten und ihrer Bedeutung für therapeutische Zugänge sind prototypisch gemeint; natürlich gibt es eine individuelle Variation hinsichtlich dessen, zu welchem Zeitpunkt ein Kind über welche Kompetenzen verfügt; dennoch ist es aus therapeutischer Sicht sinnvoll, alterstypische Regelmäßigkeiten zu kennen.

4 Entwicklungsschritte und therapeutische Zugangsmöglichkeiten

Säuglingsalter: 0–2 Jahre

Das erste Lebensjahr ist eine Zeit intensivsten Wachstums und Lernens. Die Zeit nach der Geburt verlangt eine enorme physiologische Anpassung. Der kindliche Organismus muss sich umstellen und u. a. einen stabilen Schlaf-Wach-Rhythmus entwickeln. Der kommunikative Austausch zwischen Eltern und Säugling findet in dieser vorsprachlichen Phase überwiegend über Körperkontakt statt (Papoušek 2012). Mit der Zeit entstehen intensive Dialoge über den Blick und die »Babysprache«. Besonders dann, wenn es sich um das erste Kind handelt, bringt diese Phase des Lebenszyklus viele Veränderungen für die Eltern mit sich. Sie müssen lernen, sich auf die Bedürfnisse des kleinen Menschen einzustellen, kleine und größere Nöte durchzustehen, als Paar zurechtzukommen, ihr Verhältnis zur Herkunftsfamilie neu zu definieren und bei bereits vorhandenen Kindern deren Interessen mit denen des kleinen Neuankömmlings auszubalancieren.

Eltern benötigen in dieser Zeit ein hohes Ausmaß an Unterstützung, emotionalem Rückhalt und einfachen Informationen über den konstruktiven Umgang mit Alltagsschwierigkeiten. Eine große Hilfe sind die Verfügbarkeit der Erfahrungen anderer Eltern und eine Nutzung und Förderung der intuitiven elterlichen Kompetenzen bei der Feinabstimmung auf die Signale und das Verhalten des Kindes. Typische Anlässe für eine Vorstellung zur Eltern-Säuglings-Therapie sind exzessives Schreien, damit einhergehende Schlafstörungen und Fütterstörungen (Thiel-Bonney u. Cierpka 2012a, 2012b). Ein vernünftiges Vertrauen in die Selbstorganisationsfähigkeit fördert die Selbstregulation. Rasch können sich Gewohnheiten einspielen, die Eltern erheblich herausfordern. Eine besondere Situation ist gegeben, wenn sich bereits sehr früh erhebliche Entwicklungsprobleme abzeichnen. In der aufsuchenden Familientherapie und in der Familienhilfe sind Mitarbeiter gelegentlich mit der Frage konfrontiert, ob sich ein Baby hinreichend entwickelt und ob Eltern angemessen auf die Bedürfnisse des Kindes eingehen.

Kleinkindalter: 2–3 Jahre

Durch die bessere grobmotorische Körperbeherrschung vermag das Kind inzwischen zu laufen und seine Umgebung eigenständig zu erkunden. Gegen Ende des dritten Lebensjahres beherrschen die meisten Kinder die Ausscheidungsfunktionen. Im Denken vollzieht sich eine Entwicklung vom anschaulich-handelnden Denken zu Beginn des zweiten Lebensjahres über ein zunehmend auf Vorstellungen beruhendes bildhaft-anschauliches Denken zu einem urteilenden-vorausschauenden Denken (Ende des dritten Lebensjahres). Die kommunikative Kompetenz wächst, und das Kind beginnt, ein Selbstkonzept zu entwickeln. Ab dem zweiten Lebensjahr werden Spielobjekte als Symbol verwendet, die Kinder können zwischen einem Objekt und dessen mentaler Repräsentation unterscheiden, was symbolische Spiele und einfache Als-ob-Spiele ermöglicht. Emotionen anderer Menschen werden besser verstanden, das Einfühlungsvermögen nimmt zu, und die Kinder zeigen sowohl kooperative als auch aggressive Handlungsweisen. Die Aufmerksamkeitsregulation ist bis zum Eintritt ins Grundschulalter noch unwillkürlich. Jüngere Kinder dieses Entwicklungsabschnittes spielen überwiegend allein, doch mit zunehmendem Alter wird auch parallel mit anderen Kindern gespielt. Sie sind deutlich selbstständiger, hängen aber an besonderen Gewohnheiten wie Ritualen beim Zubettgehen oder Einschlafen, die Eltern nutzen können, um Kindern Sicherheit zu vermitteln. In der Interaktion mit einem Kind dieses Alters muss der Therapeut einen aktiven Part übernehmen und eher einfache Fragen stellen, die mit Ja oder Nein beantwortet werden können.

Generell kommen Kinder dieser Altersgruppe eher selten in Therapien; häufige Vorstellungsgründe sind weiterhin Regulationsschwierigkeiten, Fütterstörungen, mögliche Entwicklungsauffälligkeit sowie eine verzögerte Sauberkeitsentwicklung. Berater und Therapeuten begegnen ihnen oft als Geschwister von älteren Indexpatienten und im Rahmen der aufsuchenden Arbeit mit Familien.

Vorschulalter: 4–6 Jahre

Auf der Stufe des voroperationalen, anschaulichen Denkens vermag das Kind infolge des kindlichen Egozentrismus nicht, sich in die Perspektive anderer Menschen hineinzuversetzen. Eine erlebte Geschichte erzählt es beispielsweise, ohne zu beachten, dass der Zuhörer den Zusammenhang vielleicht nicht kennt und die Ausführungen deshalb nicht verstehen kann. Ab dem dritten Jahr sind Spiele mit nicht vorhandenen Objekten möglich sowie Rollenspiele, die Aufmerksamkeit wird gerichteter. Das Kind fühlt sich geborgen, wenn Bindungspersonen unmittelbar erreichbar sind, was bedeutet, dass es in der Therapie gerne einen Elternteil dabei hat. Die emotionale Selbstregulation verbessert sich, erste Freundschaften werden geschlossen, zum Teil unter Bevorzugung von Spielkameraden des gleichen Geschlechts, und gemeinsame, interaktive Spiele nehmen zu. Mit ca. vier Jahren werden die meisten Satzkonstruktionen beherrscht, allerdings noch keine Metaphern verstanden. Hinsichtlich moralischer Regeln orientieren sich die Kinder an den Erwartungen wichtiger Personen; Gebote werden befolgt, »weil Papa und Mama das sagen«. Unterschiede zwischen Mädchen und Jungen werden bewusster wahrgenommen. Ältere Kinder mit etwa fünf Jahren zeigen Kompetenzmotivation, wollen bei Regelspielen gewinnen und eine schwierige Aufgabe unbedingt meistern. Statt einfacher Kritzelbilder werden Zeichnungen und Bilder mit Menschen und Tieren angefertigt. Mit vier Jahren führen die Kinder gerne Rollenspiele allein oder gemeinsam mit anderen Kindern durch (Berk 2011).

Generell werden Therapeuten mit Kindern in diesem Entwicklungsalter eher eine einfache Sprache mit kurzen Sätzen und vielen Wiederholungen verwenden. Aus dem Kindergarten sind sie mit Regeln vertraut, etwa »im Stuhlkreis kommt immer einer nach dem anderen dran«. Dieses Verständnis gibt ihnen Sicherheit und das Gefühl, Einfluss nehmen zu können. Sie wissen auch während einer Sitzung genau wie im Kindergarten, dass man nicht jederzeit essen oder trinken darf, und haben einen besseren Bedürfnisaufschub. Soziale Rollen gewinnen an Bedeutung, zum Beispiel kann man ihnen die Rolle eines Aufpassers verleihen, der achtgeben soll, ob irgendwo in der Wohnung die Schuhe falsch geparkt sind.

Auf eine einfache Weise verstehen Kinder dieses Alters, ob etwas gut oder böse ist. Weil sie vernünftiger wirken, werden ihre Verstehensmöglichkeiten allerdings leicht überschätzt. Beispielsweise wären sie mit der Aufgabe überfordert, selbstständig ein Haustier versorgen zu sollen. Für den Therapeuten empfiehlt es sich, Kindern unter fünf oder sechs Jahren konkrete Spielangebote zu machen und aktiv Anregungen zu geben, zum Beispiel gemeinsam mit Handpuppen zu spielen. Die Richtung der Aufmerksamkeit wechselt relativ rasch; deshalb muss man in einer Beratungssituation akzeptieren, dass Kinder leicht abschweifen und leicht das Thema wechseln. Geschickter als Versuche, Grenzen zu setzen, sind Angebote, mit denen man das Interesse des Kindes weckt und einen gemeinsamen Aufmerksamkeitsfokus schafft. Ab einem Alter von fünf oder sechs Jahren kann man eine einfache Therapiezielmotivation finden, etwa im Sinne: »Daheim soll es lustiger zugehen und weniger Streit geben!« Kinder können jetzt eingeladen werden, auf eine spielerische Weise an der Lösung von Problemen mitzuwirken.

Bestimmte systemische Standardtechniken, wie zirkuläre Fragen und hypothetische Fragen, sind für Kinder in der präoperationalen Phase vor dem sechsten Lebensjahr ungeeignet, weil das kindliche Denken noch unidirektional ist. Absichten und Ursache-Wirkungs-Relationen werden noch nicht recht verstanden, die Kinder können wegen des egozentristischen

Denkens einen Perspektivenwechsel nicht vollziehen. Das magisch-animistische Denken lässt sich zum Beispiel bei der Arbeit mit Handpuppen nutzen. Ein Kind, das vor einer Operation steht, kann durch eine starke Helferpuppe getröstet werden, die den Schmerz davonjagt, oder Wolf und Löwe werden von ihm abends gefüttert, damit sie in der Nacht Wache halten. – Im späten Kindergartenalter werden beim Vergleich mit Gleichaltrigen möglicherweise Schwächen deutlich. Bei manchen Kindern ist die motorische Entwicklung oder die Sprachentwicklung verzögert, manche Kinder zeigen sich impulsiv-unbeherrscht, andere gehemmt-kontrolliert, willensstark, ausgesprochen ängstlich-zurückhaltend und werden deshalb zur Beratung und diagnostischen Abklärung vorgestellt.

Mittlere Kindheit: 6–9 Jahre

Die wachsenden Kompetenzen der meisten Kinder dieser Altersgruppe zeigen sich im Erwerb schulischer Fertigkeiten wie Lesen, Schreiben und Rechnen. Die Aufmerksamkeit kann willkürlich gelenkt werden und ist insgesamt ausdauernder. Mit dem Überwinden der voroperationalen Stufe wächst die Fähigkeit, die Perspektive eines anderen Menschen einzunehmen deutlich, der kindliche Egozentrismus geht zurück. Ab sechs bis acht Jahren kann sich das Kind selbst zum Gegenstand der Betrachtung machen, es hat ein klares Ich-Bewusstsein, ein ausgeprägtes Selbstkonzept und Selbstwertgefühl entwickelt und versteht, dass Menschen mehrere Gefühle gleichzeitig haben können. Aufgrund der verbesserten Imaginationsfähigkeit kann therapeutisch verstärkt mit Fantasiereisen und Vorstellungsbildern gearbeitet werden. Der innere Dialog hat sich deutlich ausgebildet, was die therapeutische Möglichkeit von Arbeit mit dem inneren Dialog, Teilearbeit und Selbstverbalisationen ermöglicht. Das Sprachbewusstsein ist ausgeprägter, viele Kinder lieben Witze, Wortspiele und Doppeldeutigkeiten und verstehen mit etwa acht Jahren Metaphern. Manchmal werden die Dinge allzu wörtlich genommen, und ein Kind besteht felsenfest auf dem, was ihm versprochen wurde. Deshalb ist es eine gute Idee, Regeln gemeinsam aufzuschreiben. Ein Belohnungsaufschub ist möglich, symbolische und verzögerte Belohnungen werden akzeptiert, was den Einsatz von Punkteplänen, Wettkämpfen usw. ermöglicht. Aufgrund des größeren Verständnisses der Auswirkungen eigener Handlungen verbessert sich auch die Therapiezielmotivation. Ein wichtiges Thema sind Kompetenz und die Meisterung von Herausforderungen. Die Bereitschaft zu Wettbewerben lässt sich in paradoxen Wetten utilisieren. Bilder werden detailreicher und perspektivisch gezeichnet; der Einsatz von Gestaltungstechniken wird zunehmend spannender. Das Kind ist nicht mehr so sehr auf die unmittelbare Nähe einer Bindungsperson angewiesen, benötigt aber noch die Gewissheit des Rückhaltes vertrauter Personen (Berk 2011). Eine therapeutische Arbeit mit dem Kind ohne Eltern wird einfacher.

Es lernt zunehmend, mit Gleichaltrigen umzugehen, und zeigt vermehrt gendertypische Verhaltensweisen. Mit Erreichen des zweiten und dritten Schuljahres werden unterschiedliche Kompetenzen der Kinder deutlich. In diesem Alter dominieren Rollenspiele, die Kinder lieben abstraktere Rollen; jemand, der sehr ordentlich ist, kann zum »Sauberkeitsinspektor« ernannt werden. Später dominieren dann Regel- und Brettspiele wie Mensch-ärgere-dich-nicht, was sich ebenfalls therapeutisch nutzen lässt (Vogt-Hillmann u. Burr 1999).

Hinsichtlich der moralischen Entwicklung orientiert sich das Kind stärker an Erwartungen der ihm vertrauten Personen, es will aber auch verstehen, warum die Eltern etwas von ihm wollen und nicht nur befolgen, was sie verlangen. In diesem Alter kann man Eltern und Kind einladen, ein Team zu bilden, das bei der Lösung von Problemen zusammenarbeitet. Die Arbeit im einzeltherapeutischen Setting und in Gruppen ist aufgrund der Entwicklungsfortschritte sehr viel leichter möglich.

Späte Kindheit: 9–12 Jahre

In dieser Zeit gewinnt das körperliche Erscheinungsbild an Bedeutung. Vergleiche mit Gleichaltrigen sind üblich, oft bestehen Minderwertigkeitsgefühle und Komplexe. In der kognitiven Entwicklung beginnt der Übergang von der konkretoperationalen zur formal-operationalen Phase. Schulische Fertigkeiten wie Lesen, Schreiben und Rechnen sind nun meist gut ausgebildet, zugleich zeigen sich verstärkt Neigungen und Vorlieben für bestimmte Fächer. Gruppenaktivitäten mit gleichaltrigen Freunden gewinnen an Bedeutung, die Kinder können sich besser in andere hineinversetzen und zeigen mehr Eigeninitiative. Gendertypisches Rollenverhalten nimmt zu, und es entsteht eine Tendenz, sich von kleineren Geschwistern abzugrenzen. Bestimmte Gewohnheiten wie Schulaufgaben und regelmäßige Aufgaben im Haushalt werden stärker hinterfragt, der Wunsch nach eigenen Entscheidungen und nach Selbstbestimmung wird deutlicher. Häufige Vorstellungsgründe für eine Therapie oder Beratung sind Schul- und Verhaltensprobleme. Vergleiche mit den Rechten und Freiheiten von Freunden sind üblich, und es ist empfehlenswert, Kinder in Entscheidungsprozesse einbeziehen.

Frühe Adoleszenz: 11–14 Jahre

Der Übergang von der Kindheit in das Jugendalter ist ein fließender Prozess. Die körperlichen Veränderungen durch die Geschlechtsreife setzen bei manchen Jugendlichen sehr früh, bei anderen deutlich später ein, was in unterschiedlicher Weise zu einem Problem werden kann. Die Arme und Beine wachsen schneller als der restliche Körper, wegen dieser disharmonischen, ungewohnten Proportionen fühlen sich viele Jugendliche schlaksig und nicht recht zu Hause im eigenen Körper. Sie müssen sich mit den Veränderungen ihres Körpers und des eigenen Aussehens anfreunden und allmählich in die Rolle einer jungen Frau oder eines jungen Mannes hineinwachsen, was stark verunsichern kann (Berk 2011). Ihr Umfeld steht vor der Herausforderung, die damit verbundenen Stimmungsschwankungen zu ertragen. Identitätsentwicklung und Differenzierung des Selbstkonzeptes schreiten voran. Adoleszente sind in der Lage, sich aus der Sicht anderer zu sehen, was eine deutliche Befangenheit mit sich bringen kann – sie fühlen sich leicht auf eine ihnen unangenehme Weise ins Rampenlicht gestellt. Die Zugehörigkeit zu einer Peergruppe und Freundschaften werden wichtiger, was dabei hilft, die Bindungsbeziehung und wechselseitige Nähewünsche gegenüber den Eltern zu lockern. Der Konformitätsdruck durch Gleichaltrige kann sehr massiv werden. Mit wachsendem Interesse an Unternehmungen mit Freunden sind schulische Leistungen für viele Jugendliche eine Zeit lang weniger interessant.

Mit dem Erreichen der formal-operationalen Phase hat ein weiterer kognitiver Reifungsschritt stattgefunden. Die Fähigkeit zur Abstraktion ist umfassender, und Jugendliche denken oft idealistischer und kritischer als früher. Viele Jugendliche können überaus schlüssig argumentieren, mit abstrakten Annahmen und Hypothesen umgehen, in Relationen denken und über sich und die eigenen Gedanken reflektieren. Entsprechend begabte Jugendliche beschäftigen sich gerne damit, Eltern und Lehrer durch mehr oder weniger scharfsinnige Argumente zu hinterfragen.

Ein zentrales Motiv in diesem Altersabschnitt ist der Wunsch nach Unabhängigkeit von den Eltern und der Wunsch, über sich selbst bestimmen zu können. Eltern machen zunehmend die Erfahrung, dass das einseitige Setzen von Regeln und Verhängen von Konsequenzen weniger gut funktioniert: Jugendliche vergleichen gerne, welche Rechte ihren Freunden eingeräumt werden. Verbale Auseinandersetzungen nehmen zu, insbesondere dann, wenn Eltern allzu sehr auf das Verhalten fokussieren und versuchen, einseitig Regeln durchzusetzen, ohne das Autonomiestreben ausreichend zu würdigen, was oft als Kontrollversuch ausgelegt wird. Statt direkt am Verhalten anzusetzen, kann man eine neue, verantwortlichere Rolle anbieten und neue Rechte und Pflichten zubilligen. Sinnvoller, als ständig auf etwaiges Fehlverhalten zu fokussieren, ist es, Gewohnheiten zu nutzen und bestimmte Verhaltensweisen zur Regel zu machen, statt sie tagtäglich neu auszuhandeln.

Mittlere Adoleszenz: 15–17 Jahre

Die Körperentwicklung steht bei Jungen auf dem Höhepunkt und ist bei Mädchen weitgehend abgeschlossen. Die motorische Leistungsbereitschaft nimmt deutlich zu, viele Jugendliche haben in dieser Zeit ein ausgeprägtes Bewegungsbedürfnis, sind ständig *on the road* oder lieben extremere Sportarten. Aufgrund der Fähigkeit zum formal-operationalen Denken fallen Alltagsentscheidungen und Zukunftspläne leichter. Die wachsende emotionale Unabhängigkeit von Erwachsenen und die Aufnahme der ersten Liebesbeziehung bzw. Partnerschaft fallen in diese Zeit (Berk 2011). Die Bedeutung der Peergruppe lässt allmählich zugunsten fester Freundschaften nach. Das Selbstkonzept ist gefestigt. Die moralische Orientierung ist konventionell. Die Jugendlichen sind weniger mit sich selbst beschäftigt und weniger befangen. Sie entwickeln klarere Wertvorstellungen und Weltanschauungen, Vorstellungen bezüglich Partnerschaft und Familie und bereiten sich innerlich auf eine Berufswahl vor. Eltern und Therapeuten sind gut beraten, Jugendliche dieser Altersgruppe in Entscheidungen und Planungen einzubeziehen, die eigene Rolle zu überdenken und flexibel zu gestalten. Damit man Absprachen und Regeln nicht permanent neu verhandeln muss, ist es ratsam, sie für eine bestimmte Zeit zu fixieren und immer wieder neu anzupassen. Anmeldegründe sind denn auch naheliegenderweise Auseinandersetzungen über Regeln, die Vernachlässigung von Schule und Ausbildung und Verhaltensprobleme, die meist um die Frage kreisen, ob der oder die Jugendliche wie ein Erwachsener oder eine Erwachsene oder eher wie ein Kind behandelt werden will. Essstörungen, aber auch Selbstwertkrisen und depressive Verstimmungen sind in diesem Alter nicht ungewöhnlich.

Späte Adoleszenz: 18–21 Jahre

Formal beginnt mit Erreichen der Volljährigkeit das Erwachsenenalter. Entwicklungspsychologisch handelt es sich eher um einen fließenden Prozess. Dies zeigt sich unter anderem darin, dass für diese Altersgruppe noch immer das Kinder- und Jugendhilfegesetz und besondere Bestimmungen im Strafrecht gelten. Auch bei den Bestimmungen zur Führung eines Autos und bei der Kfz-Haftpflichtversicherung gibt es Übergangsbestimmungen für diese Altersgruppe, was verdeutlicht, dass sie noch nicht ganz in die Riege der Erwachsenen aufgenommen ist. In diesen Lebensabschnitt fällt für viele der Abschied vom Elternhaus, teils in der Absicht, Ausbildungs- und Berufszielen nachzugehen. Manchmal werden längere, zum Teil sogar dauerhafte Partnerschaftsbeziehungen eingegangen, und das Interesse an sexueller Aktivität nimmt meist zu. Die Beziehungen zu Geschwistern wandeln sich und werden egalitärer. Es beginnen Erwachsenenfreundschaften: Möglicherweise gibt es durch den Verlust einer ersten Partnerschaft oder ihr Fehlen ausgeprägte Einsamkeitsgefühle. Häufige Anmeldegründe sind jugendtypische Problemverhaltensweisen, ein unguter Umgang mit Drogen, Essstörungen, Probleme, das Elternhaus zu verlassen, oder Schwierigkeiten, mit der Ausbildung zurechtzukommen. Versteht man diese Schwierigkeiten als Ausdruck von Ablöseproblemen, liegt es nahe, nicht vorschnell einzeltherapeutisch vorzugehen, sondern die Familie in die Behandlung einzubeziehen.

Junges Erwachsenenalter: 21–23 Jahre

Der Lebensabschnitt unterscheidet sich von der eigentlichen Jugendzeit durch eine gewachsene Verantwortlichkeit für die Zukunftsgestaltung sowie größere Entscheidungsfreiheit bei der Gestaltung des eigenen Lebens. Allerdings sind viele junge Erwachsene noch materiell von ihren Eltern abhängig. Eine wachsende Zahl junger Erwachsener lebt länger, als dies in vergangenen Jahrzehnten der Fall war, bei den Eltern im »Hotel Mama«. In vielen westlichen Ländern kommt es zu einer protrahierten Ablösephase mit mitunter diffusen Beziehungsdefinitionen. Nach Havighurst (1972) sind typische Entwicklungshausaufgaben u. a. der Eintritt in das Berufsleben, die Übernahme von staatsbürgerlicher Verantwortung, das Zusammenleben mit einem Partner oder einer Partnerin, der Aufbau eines sozialen Netzwerkes und die Gründung einer eigenen Familie, wobei der letztere Schritt in unserer Kultur heute eher später erfolgt. Berater im Jugendhilfekontext haben mitunter mit dieser Altersgruppe zu tun, wenn es Probleme mit dem Abschluss einer Ausbildung, dem selbstständigen Leben außerhalb des Elternhauses und anderen Aufgaben gibt, die von Erwachsenen verlangt werden.

5 Der therapeutische Prozess

Einführende Bemerkungen

Systemische Behandlungen mit Kindern und Jugendlichen sind überwiegend *kurzzeitorientiert*. Dies entspricht dem Zeiterleben und Entwicklungstempo von Kindern und kommt ihren Bedürfnisse entgegen (Nemetschek 2006; Pleyer 2001). Die Kurzzeitorientierung ist jedoch kein Dogma – wenn Kinder sehr krank sind oder bei ihren Eltern erheblichen Beeinträchtigungen bestehen, können Behandlungen durchaus auch länger dauern. In der multisystemischen Therapie wird beispielsweise in einem zeitlich hochintensiven Setting über einen Zeitraum von einigen Monaten gearbeitet, mit einer 24-Stunden-Rufbereitschaft an sieben Tagen der Woche. Auch bei der Multifamilientherapie von Patientinnen mit Magersucht im tagesklinischen Setting ist die Behandlungsintensität mit insgesamt 120–150 Stunden durchaus hoch, die Effektivität ist allerdings durch die gleichzeitige Therapie von mehreren Jugendlichen und Familien groß. Die Neigung zu Ultrakurzzeittherapien scheint aus einer Zeit zu stammen, in welcher manche Lehrtherapeuten sich als Reisende in Sachen systemischer Therapie keine Zeit für therapeutische Prozesse nehmen mochten. Die von Watzlawick und anderen Mitarbeitern des Mental Research Institute propagierte Kurzzeittherapie, aus der letztlich auch die lösungsorientierte Therapie hervorgegangen ist, mit maximal zehn Sitzungen, entstand aus einem Forschungsprojekt heraus und wurde nicht als Norm angesehen. »Symptome einer Magersucht lassen sich im Rahmen einer Kurzzeittherapie durchaus behandeln, doch für die Bearbeitung von Selbstwertproblemen, versäumten Kontakten zu Gleichaltrigen und psychosexuellen Reifungsschritten bedarf es eines durchaus längeren Zeitraumes«, lautete der Tenor meiner Supervisoren vom Essstörungsprojekt des Mental Research Institute.

Die *Zeitstruktur* muss auf kindliche Bedürfnisse abgestimmt werden. Sitzungen mit kleinen Kindern sind deutlich kürzer und finden in engeren Abständen statt. Für sie kann eine Therapiestunde schon einen ziemlich langen Zeitraum darstellen. Doppelstunden von 90-minütiger Dauer bieten sich eher bei Familien mit älteren Jugendlichen sowie bei einer größeren Zahl von teilnehmenden Angehörigen an, was aber angesichts der demografischen Entwicklung zunehmend seltener ist.

Bei jüngeren Kindern mit massiven Verhaltensauffälligkeiten und multiplen Problemen in der Familie empfehlen sich kurze, wöchentliche Abstände. Die Zeit zwischen Sitzungen wird sonst zu lang, und bis zum nächsten Termin ist allzu viel passiert. 14-tägige Abstände bieten sich bei einer weniger akuten Symptomatik an sowie immer dann, wenn therapeutische Schritte mehr Zeit benötigen. Bei Therapiefortschritten über einen gewissen Zeitraum hinweg ist es sinnvoll, die Dichte der Termine auszudünnen.

Systemische Therapie lässt sich als Familien- oder Einzeltherapie durchführen. Die *aufsuchende Familientherapie* erreicht Familien, die von den üblichen therapeutischen Angeboten mit Komm-Struktur wenig profitieren (Conen 2002). Die *systemische Gruppentherapie* für Kinder und Jugendliche und Eltern ist überwiegend ressourcen- und lösungsorientiert ausgerichtet (Schmidt 2001; Selekman 1991; Zimmerman a. Protinsky 1990). Bei körperlich kranken Kindern, bei Delinquenz, Anorexie oder Behinderungen wird zunehmend die *Multifamilientherapie* (Asen u. Scholz 2009; Retzlaff, Brazil u. Goll-Kopka 2008) oder eine Therapie mit größeren Helfersystemen und sozialen Netzwerken angewandt. Als Reaktion auf die wachsende elterliche Hilflosigkeit sind *systemisches Elterncoaching* (Hawallek u. von Schlippe 2005; Omer u. von Schlippe 2004; Pleyer 2006; Price 1996) und *videounterstützte systemische Elternarbeit* bei Säuglingen, Kindern mit Bindungsstörungen und speziellen Entwicklungsproblemen zur Stärkung elterlicher Kompetenzen zunehmend populär (Bünder, Helfer u. Sirringhaus-Bünder 2006; Thiel-Bonney u. Cierpka 2012a, 2012b). Es gibt Konzepte für die systemische Arbeit im stationären oder teilstationären Setting und in der ambulanten und stationären Jugendhilfe. Helferkonferenzen mit der Familie und den beteiligten Mitarbeitern verschiedener Fachdienste und therapeutischer Einrichtungen sind ein etabliertes, außerordentlich nützliches Setting zur Koordination von therapeutischen Schritten und Maßnahmen. Das Setting muss ökologisch valide sein und sollte keine Fehlanpassung fördern (Oerter 2002). Generell gilt die Regel »Ambulant vor stationär« – wenn Schwierigkeiten im natürlichen Lebensumfeld aufgefangen werden können, ist dies einer stationären Therapie zu bevorzugen (Möhler u. Resch 2012).

Bei der Arbeit mit Kindern und Jugendlichen ist eine Einbeziehung der Eltern sinnvoll; Ziel sollte sein, sie nach Möglichkeit als Kooperationspartner zu gewinnen und sie mit in ein Problemlöseteam zu integrieren, das mit dem Indexpatienten zusammen nach Wegen sucht, Symptome zu überwinden. Die Arbeit im Familiensetting empfiehlt sich insbesondere dann, wenn eine ausgeprägte interaktionelle Einbettung der Symptomatik besteht. Auch wenn die Arbeit im Einzelsetting mitunter zu einer ähnlich guten Symptomreduktion führen kann – häufig leiden Angehörige mit. Die systemische Arbeit mit der Familie führt zu einer größeren Zufriedenheit der Eltern, die sich in den Prozess eingebunden und in ihrer Position wertgeschätzt fühlen, sowie zu einer Generalisierung auf Geschwister. Eine spieltherapeutische Vorgehensweise im Einzelsetting gewinnt durch eine Kombination mit einer Familientherapie erheblich an Potenzial (Thomas 2010; Schmidtchen 2004; Wachtel 1987).

Generell wird mit den Angehörigen gearbeitet, die eine Ressource für die Behandlung sind. Die Kunst der systemischen Therapie basiert im Wesentlichen auch auf der Fähigkeit, Eltern und Kind gleichermaßen zu erreichen. Dabei wird davon ausgegangen, dass Eltern das Beste wollen und eine hohe Bereitschaft zur Fürsorge aufweisen (Nemetschek 2006). Ist dies trotz intensiver Angebote erkennbar nicht der Fall – etwa bei einer massiven Ausbeutung eines Kindes oder einem hochgradig feindseligen Auftreten –, kann es sinnvoller sein, parallel mit einem Jugendlichen und seinen Eltern zu arbeiten und nicht auf einer Arbeit im Familiensetting zu bestehen (Eisler, Simic, Russell a. Dare 2007). Es empfiehlt sich, sowohl einzeln mit Kindern als auch mit den Eltern und mit Familien zu arbeiten; wenn es zu einem aktiven Austausch und zu Aushandlungsprozessen über Generationsgrenzen hinweg kommt und eine neue Form des Kontaktes entsteht, ist die systemische Arbeit oft effektiver.

Werden Kinder als Indexpatienten angemeldet, kann die Behandlung mit der gesamten Familie begonnen werden. Später wird ausgehandelt, wer an weiteren Sitzungen teilnehmen soll. Falls die Beschwerden seit Längerem bestehen oder bei explizitem Wunsch eines Elternteils können zunächst ein oder zwei Gespräche nur mit den Eltern durchgeführt werden. In Absprache mit den Klienten sind auch Sitzungen mit Eltern, dem Indexpatienten allein, mit seinen Geschwistern oder in anderen Konstellationen üblich.

Die Settingindikation hängt keineswegs allein vom Alter des Kindes und dem präsentierten Störungsbild ab. In die Entscheidung für ein Einzel- oder Familien- oder ein anderes Setting fließen scheinbare Randfaktoren ein, wie die institutionellen Rahmenbedingungen, die Honorierung verschiedener Settings durch Kostenträger, die verfügbaren personellen Ressourcen sowie der Ausbildungsstand und die Vorlieben des Behandlers.

Therapien beginnen in der Regel mit einem gemeinsamen Gespräch mit dem Kind oder Jugendlichen und den Eltern. Danach wird entschieden, welcher Personenkontext für eine Erreichung der Ziele sinnvoll ist. Gespräche mit einem Kind oder Jugendlichen allein oder Gespräche ausschließlich mit den Eltern sind ebenso möglich wie Gespräche im Familienkontext oder unter Einbezug weiterer Personen. Zum relevanten System können neben den unmittelbaren Familienangehörigen auch weitere Bezugspersonen wie Lebenspartner, Freunde, Lehrer und professionelle Helfer zählen. Auch die Zahl und Frequenz der Sitzungen ist abhängig von den Erfordernissen des Klientensystems und des therapeutischen Kontextes.

In Großbritannien ist die Arbeit mit der Familie bei Magersucht und bei Aufmerksamkeitsstörungen national gültiger Therapiestandard (National Collaborating Centre 2004), in den USA gelten systemische Ansätze bei der Behandlung von Substanzstörungen als das Behandlungsverfahren der Wahl (Tanner-Smith, Wilson a. Lipsey 2013). Wie für alle anderen Therapieformen gilt, dass eine Behandlung nützen muss und nicht schaden darf. Therapeuten und Berater müssen immer prüfen, ob das therapeutische Angebot eine hinreichende Aussicht auf Erfolg verspricht oder ob ein Kind von einer anderen Methode mehr profitieren würde. Kostenstudien sprechen dafür, dass systemische Therapie weitaus kostengünstiger ist und eine niedrigere Abbrecher- und Rückfallrate hat als andere Therapieformen (Crane, Hillin a. Jakuboswki 2005). Die Arbeit im Familiensetting ist nicht indiziert, wenn die Angehörigen keine potenzielle Ressource für therapeutische Fortschritte darstellen und es wegen eines hohen Ausmaßes an Feindseligkeit oder Gewalt zu körperlichen oder emotionalen Repressionen gegenüber einem Kind kommen könnte.

Eine aktuelle Übersicht über störungsspezifische systemische Ansätze für die Arbeit mit Kindern und Jugendlichen findet sich bei Retzlaff, von Sydow, Beher, Haun und Schweitzer (in press) sowie von Sydow, Retzlaff, Beher, Haun und Schweitzer (in press).

Erstgespräch

Zu Beginn einer Therapie ist einer der ersten Schritte die *Klärung des Auftrags* der Eltern, des Kindes oder des Überweisers. In der Regel sind Kinder keine eigentlichen »Kunden« für eine Psychotherapie, sondern kommen auf Veranlassung Dritter. Sie formulieren ihre Anliegen eher, wenn die therapeutischen Fragen kindgerecht formuliert werden. Es geht mehr um eine Konsultation und Hilfe zur Selbsthilfe als um eine Behandlung des Kindes. Allgemein ist es wichtig, einen sicheren Rahmen für die Erkundung der maßgeblichen Themen zu schaffen, was durch eine entsprechende Definition der Beziehungen und insbesondere auf der Ebene des nonverbalen Verhaltens, eines offenen Augenkontakts und dergleichen mehr vermittelt wird.

Nach einer Phase des Sichkennenlernens und Beziehungsaufbaus – auch als *joining* bezeichnet – wird von den Eltern und Kindern eine Beschreibung der Probleme und der Behandlungsziele erfragt. Sie sollten wohlgestaltet sein, d. h. klar definiert, operationalisiert und erreichbar, und der Auftrag muss realistisch sein. Gestalterische Medien zur externalisierenden Darstellung der präsentierten Probleme sind besonders nützlich, um jüngere Kinder in die Zieldefinition einzubeziehen. Man kann sich ein Problem malen oder Bilder vom erwünschten Zielzustand anfertigen lassen.

Generell ist es sinnvoll, die *Geschichte des Problems* und der *bisherigen Lösungsversuche* sowie frühere Kontakte zu Beratern und Therapeuten zu erfragen. Wichtig sind allgemeine Fragen zu den Lebensverhältnissen – zu den Wohnverhältnissen, zum Einkommen, zum Arbeitsplatz, zu anderen Belastungen etwa durch Arbeitsplatzverlust oder Pflege von weiteren Angehörigen oder Krankheiten.

Diagnosen und Problembeschreibungen von Eltern fokussieren häufig allzu einseitig Defizite und Schwächen von Kindern; deswegen sollten bereits mit den allerersten Schilderungen von Beschwerden des Kindes Umdeutungen der Problembeschreibung angeboten werden, die einen Perspektivenwechsel ermöglichen (Minuchin 1983), etwa indem positive Zielbeschreibungen formuliert werden: »Es geht um ein trockenes Bett«, »Du möchtest wieder essen, ohne groß darüber nachdenken zu müssen«, »Du möchtest dich wieder frei fühlen und gut drauf sein«. Analoge Ausdrucksformen wie zum Beispiel Bilder des gewünschten Zielzustandes sind hierfür ein gutes Vehikel (Nemetschek 2006).

Mit der Familie werden *konkrete, wohlgestaltete Therapieziele* vereinbart. Üblicherweise werden kleine, greifbare Schritte ausgehandelt und eine überschaubare Zahl von Sitzungen verabredet, mit der Option auf weitergehende Behandlungsabschnitte. Gegebenenfalls wird geklärt, ob weitere Personen aus dem Umfeld in den Prozess der Therapie einbezogen werden sollen. Kind und Eltern partizipieren aktiv an der Therapieplanung und werden nicht behandelt, sondern sind aktive Partner im Therapieprozess. In einem günstigen Fall gelingt es, Eltern und Kind zu einem Team werden zu lassen, das bei der Überwindung des präsentierten Problems zusammenarbeitet, und Familienmitglieder die Rolle von Co-Therapeuten einnehmen zu lassen.

Zeitlinien, Skulpturen und Choreografien eignen sich ebenfalls zur Klärung und Präzisierung von Therapiezielen. Die Familie kann gebeten werden, im Sinne eines paradoxen Rollenspiels eine – eventuell leicht verfremdete – Problemszene oder ein Lösungsszenario zu spielen, »in dem alles gut wäre«. Im Verlauf des Gesprächs zeigen sich häufig Problemmuster – etwa wenn Eltern und Kind in allvertrauter Weise in einen Streit rutschen, was eine wunderbare Chance bietet, Lösungsszenarien zu entwickeln.

Gegen Ende des ersten oder gegebenenfalls eines weiteren ersten Gesprächs wird eine Vereinbarung getroffen im Hinblick darauf, woran gearbeitet werden soll und welche Ziele vordringlich sind. Es ist sinnvoll, zunächst eine eher kürzere Zahl an Sitzungen zu vereinbaren und im weiteren Verlauf immer wieder zu prüfen, ob man den Zielen näher kommt. Zur Erreichung der gemeinsam ausgehandelten Ziele können verschiedene Interventionstechniken eingesetzt werden.

6 Techniken der systemischen Therapie mit Kindern und Jugendlichen

Interventionen greifen die persönlichen Ziele und Hoffnungen der Klienten auf; sie werden auf der Grundlage der Schilderungen und der unmittelbar gezeigten Verhaltensweisen der Klienten entwickelt und müssen überzeugend und nachvollziehbar sein und zu ihrem Denken und ihrer Weltsicht passen. Sie sind in der Regel wirksamer, wenn die Lebensgeschichte der Klienten und die interaktionelle Einbettung der Symptomatik berücksichtigt werden. Anders als bei der Verabreichung eines Medikamentes, dessen Einnahme wenig Eigenaktivität erfordert, muss eine systemische Intervention von dem Klienten aktiv in das eigene Bezugssystem aufgenommen werden. Die therapeutische Aufgabe besteht darin, mithilfe des eigenen Beziehungsangebotes und der Interventionen einen Kontext zu schaffen, der Veränderungen ermöglicht. Die systemische therapeutische Arbeit zielt also darauf ab, die unterschiedlichen Sichtweisen und Bedeutungszuschreibungen von Familienmitgliedern herauszuarbeiten und einen Perspektivenwechsel zu ermöglichen, der eine neue, ressourcenorientierte Sichtweise erlaubt und konstruktive Handlungen fördert.

Neben der Wahl einer *spielerischen, lösungsorientierten Vorgehensweise*, die kreative Techniken nutzt, kann es erforderlich sein, ernste Probleme mit gebührender Ernsthaftigkeit zu thematisieren und Konflikte klären zu helfen, ohne allzu leicht über die Dinge hinwegzugleiten. Geeignete Interventionen sollten dem präsentierten Problem angemessen sein und müssen letztlich einen Unterschied machen gegenüber dem, wie bisher mit dem Thema umgegangen wurde.

Das therapeutische Vorgehen ist generell aktiv und nicht distanziert-reflektierend: Der Therapeut bietet Spielmaterial an, schlägt vor, ein Bild zu malen oder mit Handpuppen zu arbeiten. Kind und Familie erhalten Vorschläge für Aufgaben und

Experimente, Beobachtungsaufgaben oder vielleicht die Anregung, gemeinsam ein Ritual durchzuführen (Retzlaff 2002).

Es gibt eine breite Palette an Techniken, zu denen neben sprachlichen Interventionen insbesondere analoge Interventionsformen zählen. Die meisten Techniken der systemischen Therapie können im Einzelsetting mit einem Kind, aber auch mit mehreren Kindern oder Geschwistern oder mit einer Familie eingesetzt werden.

Neben einer sorgfältigen Auftrags- und Rahmenklärung ist eine gekonnte Beziehungsgestaltung wichtig. Therapeut, Kind und Familie müssen Kontakt zueinanderfinden, es muss die grundlegende Hoffnung geweckt werden, dass Änderungen möglich sind und es sich lohnt, an der Beratung aktiv mitzuwirken.

Mit *Aufgaben und Verschreibungen* wird die Familie eingeladen, aktive Experimente zu unternehmen und neue Muster zu erkunden, die eingefahrene Strukturen, Rollenverteilungen und Interaktionskreise verändern, und von einer hilflosen zu einer proaktiven Position zu finden (Haley 1977). Ein Beispiel für eine entsprechende Aufgabe ist der Vorschlag an ein siebenjähriges Mädchen mit restriktivem Essverhalten, das nur Nudeln mit Tomatensoße zu sich nimmt, bis zum nächsten Termin an jedem Tag eine andere Speise auszuprobieren.

Neben der *Arbeit an Grenzen* und neben Techniken zur Förderung von Nähe und dem Aushandeln von Konflikten zählen *enactments* oder Problem- und Lösungsinszenierungen zu den nützlichsten strukturellen Techniken (Minuchin u. Fishman 1983). Eine weitere klassische Intervention zur Umstrukturierung der Familie ist eine Veränderung von Koalitionen und Grenzen. Ebenfalls Standardtechniken sind die Förderung von Gesprächen und Aushandlungsprozessen und das Wecken eines tieferen Verständnisses für die gegenseitigen Bedürfnisse zum Beispiel eines Jugendlichen und seiner Eltern (Retzlaff 2012).

Die *Aktivierung der Ressourcen* des Familiensystems kann bereits in der Anfangsphase des Erstgesprächs durch eine Thematisierung der Stärken und persönlichen Besonderheiten des

Kindes und seiner Eltern eingeleitet werden (Minuchin u. Fishman 1983). Für die ressourcenorientierte Arbeit bieten sich auch gestalterische und lösungsorientierte Techniken an.

Kinder können in *die Genogrammarbeit* einbezogen werden, indem sie die Namen der Angehörigen in den Familienstammbaum eintragen, ihn durch Zeichnungen verschönern oder Minifiguren für einzelne Personen auswählen (McGoldrick u. Gerson 1990). Aufschlussreich ist zum Beispiel die Erstellung eines Genogramms in Patchworkfamilien, bei dem sich die Komplexität der verschiedenen Familienkonstellationen deutlich zeigt.

Paradoxe Interventionen lassen sich als eine Form der Musterunterbrechung verstehen, die dem Kind und seinen Angehörigen auf eine spielerische Weise ermöglichen soll, Alternativen zu eingefahrenen, untauglichen Lösungsversuchen zu erproben. Variationen sind paradoxe Beobachtungsaufgaben, Symptomverschreibungen, paradoxe Wetten, paradoxe Musterumkehrungen, So-tun-als-ob-Rituale, paradoxe Bewährungsproben und die Verschreibung und Vorhersage von Rückfällen (Retzlaff 2012). Generell sollten paradoxe Interventionen nur eingesetzt werden, wenn ein breiteres Verständnis des Symptoms besteht und eine tragfähige Beziehung aufgebaut ist (Madanes 1989).

Reframings stellen das Verhalten des Kindes in einen anderen Bezugsrahmen und ermöglichen so andere Herangehensweisen und Problemlösungen.

Auf die *lösungsorientierte Therapie* geht eine Reihe von Standardinterventionen für die Arbeit mit Kindern und Jugendlichen zurück: die Beachtung von Ausnahmen vom Problemverhalten, die gegebenenfalls bis zur nächsten Sitzung notiert werden sollen; die bewusste Beachtung von Lösungen und dem, was gut funktioniert; Wunderfragen; Vorhersagen, ob ein Symptom auftreten wird oder nicht; die Anregung, untaugliche Lösungsversuche durch irgendetwas anderes zu ersetzen; und *Skalierungen* von Problemen und Lösungen, die mit Kindern u. a. auch gemalt werden (Steiner u. Berg 2005; Steiner 2011; Vogt-Hillmann u. Burr 1999).

Die *Aktivierung sozialer Netzwerke* ist eine weitere Standardintervention, die Kinder und Eltern stärken kann – Kinder mit Selbstwertproblemen oder Opfer von Schikanen (Bullying) profitieren häufig davon, wenn sie sich in einem Verein engagieren oder mehr Freunde finden; Eltern, die keine Hoffnung haben, kann es guttun, wenn sie sich mit anderen Eltern zusammenschließen.

Malen und kreatives Gestalten haben diagnostische und therapeutische Funktionen und gestatten es zugleich, in kindgemäßer Form Zugang zum Kind zu finden. Die Bilder und Zeichnungen des Kindes sind ein Vehikel zum Ausdruck seiner Erfahrungen, Emotionen und Erlebnisse (Retzlaff 2012). Durch den Ausdruck mit gestalterischen Mitteln wird eine andere Ebene der Kommunikation eröffnet, und analoge, emotionsreichere Kommunikationsformen werden genutzt. Ein wesentlicher Aspekt beim Einsatz von kreativen Techniken ist ihre starke beziehungsgestaltende Wirkung im therapeutischen Prozess – sie tragen zu einer Leichtigkeit der therapeutischen Vorgehensweise bei. Es gibt eine Vielzahl von Variationen: freie Gestaltungen, Steckbriefe, Therapieanlassbilder, gemeinsame Familienbilder, Familiencollagen, Drei-Zustands-Zeichnungen, Cartoon-Therapie-Bilder, selbst gestaltete Therapiebücher, Zeitlinienbilderserien und andere komplexere Gestaltungstechniken.

Rituale – zum Beispiel nach einer Trennung oder bei Übergängen im Lebenszyklus – und die einfacheren ritualisierten Verschreibungen, etwa der Vorschlag, sich gemeinsam an einem bestimmten Abend zusammenzusetzen und einen Verlust zu betrauern, verbinden analoge und digitale Ausdrucksformen. Ein Beispiel ist ein Ritual für ein Kind, das nach einem längeren Aufenthalt in der Klinik wegen einer schweren Krankheit in der Familie willkommen geheißen wird. Im therapeutischen Prozess können auch Alltagsrituale von Familien genutzt werden (Retzlaff 2012).

Für die Arbeit mit kleinen und großen Kindern besonders geeignet sind *Aktionstechniken* wie *Familienskulpturen*, *Choreografien* und *Zeitlinienarbeit*. Skulpturen sind eine Möglichkeit, am inneren Bild der Familiendynamik zu arbeiten und mögliche Lösungsideen für Entwicklungsschritte zu finden. Sie geben der Familie ein gemeinsames Bild und bieten eine Bewegungsmetapher, die deutlich macht, dass Lösungen möglich sind. Die Nutzung des kinästhetischen Wahrnehmungskanals unterbricht eingefahrene Muster und spricht mögliche Ressourcenerfahrung auf der Ebene des Körpererlebens an, und gleichzeitig kommt es zu einer Verschiebung der Affektlage – die scheinbar dramatische Problembeschreibung wird unterbrochen, und Hoffnung wird induziert.

Einen festen Platz in der therapeutischen Arbeit mit Kindern haben *Rollenspieltechniken* (Gammer 2007), die mit realen Personen, aber auch Minifiguren und Handpuppen durchgeführt werden können (Retzlaff 2012). Viele Grundprinzipien der systemischen Therapie sind in diese Schlüsseltechnik integriert. Die wechselseitige Bedingtheit von Rollen und die Komplementarität von Verhaltensmustern von Menschen werden verdeutlicht. Neben dem Durchspielen von Konfliktsituation und der Generierung von Lösungsideen ermöglichen Rollenspiele einen Perspektivenwechsel. Das Vorgehen umfasst zwei grundsätzliche Schritte – Darstellung einer Szene des Familienlebens und Entwicklung einer etwas besseren Lösung.

Handpuppen sind ein nützliches Hilfsmittel für Familiengespräche mit Kindern zwischen vier und zwölf Jahren. Jüngere Kinder artikulieren sich besser über eine Puppe. Puppen können als Sprachrohr des Therapeuten fungieren und ermöglichen den Einsatz von systemischen Techniken, humorvollen Dialogen, Split-Team-Interventionen und zirkulären Fragetechniken. Wie viele andere kreative Techniken erzeugen sie eine Als-ob-Wirklichkeit und erlauben es, Probleme und Lösungen auf spielerische Weise darzustellen (Retzlaff 2012).

Minifiguren sind ein weiteres Medium dafür, auf eine einfache Weise Zugang zu Kindern zu finden. Das Spielgeschehen vermittelt ein Bild von der Lebenswelt des Kindes. In den Spielszenen werden Themen und Konflikte gezeigt, die sprachlich nicht leicht ausgedrückt werden können. Das Kind erschafft ein Miniaturmodell seiner Lebenswelt und nimmt eine Beobachterperspektive ein: Probleme werden externalisiert, aus olympischer Perspektive angeschaut, wodurch Lösungen leichter gefunden werden (Freeman, Epston u. Lobovits 2000). Das Kind kann – wie in der Sandspieltherapie – allein spielen, möglich sind aber auch interaktive Spiele mit der Familie oder dem Therapeuten.

Narrative Techniken, Geschichten und Metaphern haben sich als eine nützliche Interventionsform bewährt. Sie sprechen die Imagination der Kinder an, verwenden meist eine bildhafte, metaphorische Sprache und vermitteln die therapeutische Botschaft in einer kindgemäßen Weise (Freeman, Epston u. Lobovits 2000; Retzlaff 2012). Hat man Handpuppen oder Stofftiere zur Verfügung, können sie die Geschichten erzählen, oder man kann Kinderbücher auswählen, in denen die Problematik des Kindes oder der Familie angesprochen wird. Geschichten der Eltern über eigene, analoge Erfahrungen damit, wie Probleme in der Vergangenheit gelöst wurden, können Kinder sehr ermutigen. Dabei kommt es darauf an, stimmige alternative Geschichten zu entwickeln, die etwas besser sind als die ursprünglich präsentierte Problemgeschichte. Familien, die gerne an ihrer Sicht der Dinge festhalten möchten, werden eingeladen, andere Geschichten zu erfinden, die ihnen die Möglichkeit eines günstigeren Umgangs mit ihren Erfahrungen bietet (Minuchin 1977; Minuchin u. Fishman 1983; White u. Epston 1990). – Es gibt einen Schatz an Bilderbüchern zu vielen Symptomen und Beschwerden und Problemen von Kindern, die sich für die therapeutische Arbeit nutzen lassen.

Symptomexternalisierungen führen u. a. dazu, dass innere Prozesse handhabbar gemacht werden können. Die ursprünglich aus der Gestalttherapie stammende Technik (Oaklander 2004, 2009) wurde von White und Epston (1990) in die systemische Therapie mit Kindern eingeführt. Nachdem ein guter Rapport zu dem kleinen Patienten hergestellt worden ist, beginnt der Therapeut, über das Symptom wie über eine Person oder eine magische Fabelgestalt zu reden. Bei Kindern mit Einschlafängsten spricht man von Monstern oder Plagegeistern, die es zu nächtlicher Zeit heimsuchen. Wenn Kinder einkoten bzw. einnässen, kann man das Symptom zum »trickreichen Hintern« oder einer »trickreichen Blase« umbenennen. Der Therapeut fordert das Kind heraus und fragt, ob es nach der jahrelangen Herrschaft »des trickreichen Hinterns« oder »des Monsters« bereit ist, sich dem Kampf zu stellen und es mit Unterstützung der Familie zu besiegen. Aus einer chronisch unterlegenen Position infolge der jahrelangen Niederlagen im Kampf führt er die Eltern in eine Allianz gegen das Symptom und schwört sie darauf ein, den Indexpatienten in seinem Kampf gegen die Monster oder den trickreichen Hintern effektiv zu coachen (Retzlaff 2012).

Durch die Verbreitung sehr kompakter, preiswerter Videokameras ist die Arbeit mit *Videofeedback* sehr viel einfacher geworden – entweder schaut man gemeinsam Aufzeichnungen von Therapiesitzungen an, lässt das Kind und/oder seine Eltern gute Momente und mögliche Optimierungsschritte beschreiben, oder die Familie bringt Aufnahmen von daheim mit. Jugendliche, zum Teil auch Kinder ab dem Grundschulalter können Video- oder Fotoreportagen über ihr Alltagsleben und gegebenenfalls über therapeutische Entwicklungen erstellen und in weitere Sitzungen mitzubringen.

Häufig werden systemische Techniken mit *Entspannungsverfahren, Imagination, Hypnotherapie, Techniken der Traumatherapie und anderen Therapieverfahren* kombiniert. Eine scheinbar einfache Intervention ist die Vermittlung von Information – etwa über die Bedürfnisse von Kindern in verschiedenen Entwicklungsaltern, den Umgang mit Lernproblemen, die Dynamik von Essstörungen oder anderen Symptomen. Die Kunst besteht darin, durch Aufklärung und Information Eltern und Kinder im Sinne eines *Empowerment* zu stärken und sie nicht einseitig zu belehren. Empfehlungen für den systemischen Umgang mit Ratschlägen finden sich bei Retzlaff (2010).

Kinder mit speziellen Bedürfnissen benötigen, nach sorgfältiger medizinischer und psychologischer Diagnostik, ergänzende Angebote wie Ergotherapie, Logopädie, psychomotorische Therapie, sensorische Integrationsbehandlung, heilpädagogische Förderung oder Reittherapie. Generell ist eine gute

Kooperation mit dem Kinder- und Jugendarzt, Kinder- und Jugendpsychiatern oder speziellen Fachärzten geboten. Die Unterstützung der Familie bei der Orientierung in diesem komplexen Netz an Angeboten zählt mit zu den wichtigsten systemischen Interventionen bei der Arbeit mit Kindern.

Bei verschiedenen Krankheiten und Beschwerdebildern können medizinische Maßnahmen, insbesondere eine begleitende medikamentöse Therapie, erforderlich sein. Der systemtherapeutische Ansatz bietet sich hier dem Kind und seinen Angehörigen als ein integratives Rahmenkonzept für eine kooperative Vorgehensweise verschiedener Behandler und Betreuer an.

7 Anwendungsbeispiele

Systemische Elternberatung – Fütterprobleme im Kleinkindalter

Die Eltern von Jai (1,8 Jahre, also 20 Monate) stellten sich auf Veranlassung des Kinderarztes vor. Mit gedrückter Stimme beschrieb die Mutter, der Sohn esse nicht, die Mahlzeiten seien mühsam und dauerten sehr lange – Jai schien einfach keinen Appetit zu haben. Der Vater bestätigte diese Darstellung, machte sich allerdings zusätzlich Sorgen um seine Frau, die sich bei den täglichen Fütterritualen aufrieb. Infolge seiner hohen Arbeitsbelastung kam er abends sehr spät heim und verbrachte auch die Wochenenden überwiegend im Betrieb. Der kleine Jai düste während der Schilderungen der Eltern munter durch den Therapieraum, war motorisch offensichtlich gut entwickelt und wirkte keineswegs untergewichtig. Bei der Herausarbeitung bisheriger Lösungsversuche stellte sich heraus, dass sich die Mutter erheblich unter Druck setzte, dass ihr Junge »gut« esse. Das insistierende Anbieten von Essen war offensichtlich kontraproduktiv und provozierte Abwehrreaktionen bei dem kleinen Jungen. Die Mutter fühlte sich in Deutschland isoliert, außerdem machte sie sich Sorgen um ihren Mann, weil er sich beruflich so unter Druck setzte und keine Zeit für sie und den Sohn hatte. Es gab einige Ausnahmen – wenn bei den Mahlzeiten Musicals aus dem Heimatland der Familie abgespielt wurden, war das Essen kein Problem. Dies war auch dann der Fall, wenn zusammen mit Freunden aus dem Heimatland gegessen wurde, wobei es immer recht fröhlich zuging. Dagegen verfestigte sich die Symptomatik regelmäßig, wenn sich bei den Mahlzeiten – was täglich vorkam – die Schwiegermutter nebst weiteren weiblichen Angehörigen aus dem viele Tausende Kilometer entfernten Heimatland per Skype auf den Fernsehmonitor schalteten und online gute Ratschläge erteilten, wie eine gute Mutter ihr Kind zu ernähren habe. Frau S. erzählte von ihrer Hoffnung, durch einen Umzug nach Europa eine gewisse Freiheit von familiären Zwängen erlangen zu können. Offensichtlich hatte dies jedoch nicht funktioniert, und der Preis war ihre Einsamkeit in einem für sie fremden Land.

Auf der Symptomebene wurde mit den Eltern besprochen, auf die Selbstregulationsfähigkeit ihres aufgeweckten und insgesamt gut entwickelten Jungen zu setzen. Das Essen sollte bei Tisch für eine bestimmte Zeit angeboten, dann aber abgeräumt werden, und die Musikvideo-Berieselung wurde nach und nach reduziert und abgesetzt. Bei einer Reise zu Freunden aß der kleine Jai mit gutem Appetit und hatte Spaß mit anderen Kindern. Der Onlinekanal zur großmütterlichen Familie wurde nur noch zu festen Zeiten freigeschaltet. Nach einigen Gesprächen, in denen Möglichkeiten einer besseren Integration thematisiert wurden, zeichnete sich ab, dass die Eltern einen beruflichen Wechsel und Umzug anstrebten, weil insbesondere Frau S. die Sprachbarrieren einfach zu hoch erschienen.

Dieses Fallbeispiel verdeutlicht die Bedeutung der Qualität von interaktionellen Grenzen – die Grenzen zur umgebenden Kultur waren infolge der Sprachbarrieren zu starr, die Grenzen zur elterlichen bzw. schwiegerelterlichen Familie wurden als zu durchlässig erlebt. Das vermeintliche Symptom war für die Eltern real, gemessen an hiesigen Standards war jedoch stärker der »Tanz« um das Essverhalten problematisch und weniger das Essverhalten per se. Therapien und Beratungen mit sehr kleinen Kindern fokussieren in der Regel das Tun der Eltern, was sehr häufig zu einer raschen Symptomauflösung führt. In gewisser Weise stand das Problem eher für andere Themen, die man ansprechen musste, um der Familie zu helfen. Durch die Förderung eines Austausches zwischen den Eltern reorganisierte sich die Familie in einer für sie stimmigen Weise. Damit das präsentierte Problem des Jungen richtig eingeordnet werden konnte, mussten die besondere Lebenssituation seiner Familie und der kulturelle Hintergrund gewürdigt werden.

Systemische Kindertherapie bei einem Entwicklungsproblem

Unmittelbar nach den Sommerferien wurde der sechsjährige Sohn Dominik von seiner Mutter vorgestellt. Auf Anraten der Kindergärtnerin und nach Rücksprache mit der Grundschule in diesem Jahr war Dominik nicht eingeschult worden. Jetzt reagierte er sehr gekränkt, weil viele seiner Freunde aus dem Kindergarten in die Schule gingen, auf die er sich selbst sehr gefreut hatte. Er schimpfte oft, war noch weinerlicher als früher und orientierte sich noch stärker als zuvor am Verhalten seiner zwei Jahre jüngeren Schwester. Außerdem hatte er keine Lust mehr, sich zu verabreden, und wollte im Kindergarten nicht mitspielen. Dominik machte den Eindruck eines aufgeweckten, aber emotional deutlich jüngeren Kindes. Bei allen möglichen Gelegenheiten »pienste« er und reagierte schnell beleidigt. Nach Beobachtung der Eltern war Dominik schon immer vorsichtiger als andere Kinder. Die Mutter und der Vater wünschten sich, dass Dominik wieder aktiv auf andere Kinder zugehen sollte und in der Zeit bis zur Einschulung im nächsten Jahr weniger empfindlich und sicherer werden sollte, Dominik formulierte kein eigenes Anliegen.

Um ihn »ins Boot zu holen«, begann ich mit ihm ein Gespräch und fragte ihn, welche Automarken er kenne und welches Auto seine Eltern fahren würden. Dieses Thema interessierte ihn, und wir kamen bald auf Autorennen zu sprechen:

»Ganz klar, bei so einem Rennen will jeder möglichst schnell ans Ziel kommen. Doch manchmal muss man von einer schlechten Position aus starten und kommt gar nicht so richtig ins Rennen hinein, weil viele Fahrer vor einem sind, die schneller durchstarten können. So ein Rennpilot findet es bestimmt unfair, wenn ihm jemand von der Rennleitung sagt: ›Pass auf, im Rennen vorher warst du nicht so gut, du musst zurück und von hinten starten.‹ Doch selbst wenn jemand superschnell im Rennen ist, kann es passieren, dass er einen Boxenstopp einlegen muss, der natürlich Zeit kostet. So ein Rennpilot ist natürlich scharf darauf, möglichst schnell ins Ziel zu kommen, der hat natürlich keine Lust, hinterherzufahren. Zu warten und zu warten, bis das Signal kommt: ›Jetzt ist die Rennkiste richtig einsatzbereit und kann wieder mitmachen.‹ Das ist bestimmt schwer. Bestimmt schimpft er innerlich, aber was soll man machen? Dass man mal für eine Zeit aus dem Rennen ist und aussetzen muss, gehört für einen richtigen Rennfahrer einfach dazu. Dafür ist er dann möglicherweise beim nächsten Rennen wieder vorne und zeigt, was er draufhat!«

Wir diskutierten dann fachmännisch über Autorennen. Dominik war besonders von dem einen oder anderen leichteren Crash beeindruckt, den er im Fernsehen schon gesehen hatte, und wir waren uns einig, dass man die eine oder andere Delle, die eine oder andere unfaire Situation akzeptieren muss, sich beschweren (»Oh Mann, der hat mich geschnitten, das darf der nicht!«), das bringt einfach nichts. Die Mutter erklärte in sehr sachlichem Ton, sie wisse, dass es für ihn derzeit schwer sei, aber in einem Jahr werde er in die Schule gehen. Bis dahin könne er sich ruhig ein paar neue Freunde suchen, statt unleidlich herumzuhängen.

Im nächsten Gespräch ließ ich mir von der Mutter erzählen, was Dominik zu Hause alles tun konnte bzw. könnte. Ich zeigte mich verwundert, dass sie ihm bisher offensichtlich noch nicht zugetraut hatte, bei kleinen Aufgaben im Haushalt zu helfen, obwohl er dafür gewiss doch schon alt genug sei. – Dominik war rasch Feuer und Flamme für diese Idee und überlegte zusammen mit seiner Mutter, welche Aufgaben er sich zutraute. Beide verabredeten, dass er regelmäßig den Tisch decken und den Müll hinaustragen könne, was er gerne übernahm. Wir sprachen auch über Dinge, die einfach nur Spaß machen, zusammen etwas lesen, spielen, und eher beiläufig erzählte ich vom Mensch-ärgere-dich-nicht-Spiel, bei dem es ja darauf ankommt zu riskieren, dass man rausgewürfelt und eine Runde aussetzen muss, bevor man wieder mitmachen darf; ich hätte von einem Mädchen gehört, das aus Wut das Spielbrett zerrissen hat, weil es aussetzen musste – was natürlich voll blöd ist, denn dann konnte man ja nicht mehr damit spielen. Im Folgegespräch berichtete die Mutter, dass Dominik mit Eifer seine kleinen Jobs ausgeführt hatte. Wir sprachen dann darüber, was man ihm noch alles zutrauen könnte – etwa sich neue Freunde im Kindergarten zu suchen, mutig aufzutreten oder einfach auszuhalten, dass mal etwas schiefgehen kann. Interessiert hörte Dominik zu, und ich fragte, ob er überhaupt genügend Kraftnahrung bekomme, um noch größer zu werden. Wir unterhielten uns über mutige, kräftige Tiere, zum Beispiel Tiger, die stark sind, aber nicht die ganze Zeit brüllen, sondern nur wenn es absolut angesagt ist … Ich bat Dominik herumzulaufen, so als ob er ein Tiger wäre, was ihm außerordentlich überzeugend gelang und von seiner Mutter mit Bewunderung zur Kenntnis genommen wurde. Auf meine Frage nach der ultimativen Kraftnahrung für einen Tiger sagte er ohne Zögern: »Hähnchenschenkel – aber die muss man in die Hand nehmen dürfen!«

Für die Zeit bis zur nächsten Sitzung sollten einmal in der Woche »Tigertage« eingelegt werden, an denen Dominik sich bei Tisch wie ein einigermaßen freundlicher Tiger benehmen sollte, dem eine extragroße Portion Hähnchenschenkel aufgetischt wird. Dominik kam voller Begeisterung zu dieser und den folgenden Sitzungen, wollte unbedingt den starken, aber auch den schmusigen Tiger spielen, der sanft schnurren und mit Mama und der Schwester sehr lieb umgehen kann. Im weiteren Verlauf des Gesprächs erkundigte ich mich, ob Dominik jetzt schon bereit sei, sich wieder mehr zu verabreden. Er fand das ganz okay und beratschlagte mit seiner Mutter, mit welchen Jungen er dies am einfachsten tun konnte.

In einem Einzelgespräch mit Dominik zeigte ich eine Auswahl von Minifiguren, und nicht überraschend wählte er eine Tigerfigur für seine eigene Person. Ich schlug ihm vor, ein paar Freunde auszuwählen, die von mir eine Stimme verliehen bekamen – »Hey, den kennen wir ja nicht, ob der nicht nervt und immer gleich faucht und uns anspringt?« –, und der kleine Tiger begann, auf eine nette, freundliche Weise zu sagen: »Hey, lasst mich mitspielen«, und sie erlebten schöne Abenteuer. Nach sieben Sitzungen wurden die Abstände vergrößert. Bei einem Gespräch nach vier Monaten wirkte er sehr viel altersentsprechender, hatte seine Unsicherheit weitgehend verloren und war viel ausgeglichener.

Bei diesem Beratungsfall bestand keine ausgeprägte interaktionelle Einbettung des Problemgeschehens. Neben der Unsicherheit des Jungen gab es eine Unsicherheit der Eltern und insbesondere der Mutter in Bezug darauf, wie sie ihm helfen konnte, mit der Zurückstellung von der Einschulung umzugehen. Die angebotenen Metaphern und Erzählungen wurden gewählt mit dem Ziel, Dominik auf eine kindgemäße Weise die Möglichkeit zu geben, sein Gesicht zu wahren und Zurücksetzung als etwas anzusehen, mit dem man umgehen kann. Eine ungleichzeitige Entwicklung von verschiedenen Kompetenzen, bei der ein Kind in einem Bereich hinterherhinkt, während andere Funktionen vielleicht sogar besser ausgebildet sind als beim Durchschnitt der Altersgruppe, ist nicht ungewöhnlich. Durch die Übernahme von Verantwortung für kleine Aufgaben im Haushalt werden allgemein das Selbstwirksamkeitsgefühl und Kompetenzerleben von Kindern gestärkt. Das Spiel mit den Tigermahlzeiten hatte die doppelte Funktion, den Jungen in seinem Selbsterleben aus der Rolle eines »zu kleinen, unreifen« Kindes in eine Bestimmerrolle zu bringen und ihm die Gelegenheit zu geben, mit heftigeren Emotionen auf eine spielerische Weise umzugehen. Außerdem wurde der Mutter eine Möglichkeit eröffnet, die wilden Kräfte des Jungen zu nähren. Der therapeutische Prozess wurde durch die hohe Kompetenzmotivation erleichtert, die in dieser Altersgruppe nicht ungewöhnlich ist.

Systemische Familientherapie für Vater und Sohn & Co.

Zum ersten Gespräch erschien eine Mutter mit ihrem knapp siebenjährigen Sohn Tobias. Sie war von der Klassenlehrerin angesprochen worden, weil Tobias sehr viel weinte. Seit knapp zwei Jahren sei dies der Fall; auch im Kindergarten habe man sie schon darauf hingewiesen. Eine kürzere Beratung in einer Erziehungsberatungsstelle hatte nicht recht weitergeführt. Tobias nahm sehr rege am Gespräch teil und bestätigte, seit der Opa vor zwei Jahren gestorben sei, müsse er viel an ihn denken. Er weine dann und könne nicht einschlafen, weil ihm der Opa so sehr fehle. Im weiteren Verlauf des Gesprächs berichtete die Mutter, dass sie wegen eines Umzuges aufs Land vor etwa zweieinhalb Jahren ihre qualifizierte Stelle aufgegeben hatte, um näher bei den Schwiegereltern zu wohnen. Überraschenderweise verstarb der Schwiegervater plötzlich, und kurze Zeit danach musste die Schwiegermutter in ein Pflegeheim. Ihr Mann stand seinem Vater sehr nahe. Wegen seiner hohen Arbeitsbelastung mit häufiger Außentätigkeit hatte er wenig Zeit gefunden, den Verlust des Vaters zu betrauern, und war emotional sehr verschlossen geworden. Sie konnte dies gut verstehen, der Tod des eigenen Vaters habe sie lange Zeit beschäftigt, und sie hatte deshalb erst relativ spät geheiratet.

Im Kontakt war Tobias sehr lebhaft; auf meine Frage, ob er gerne male, antwortete er: »Und wie!« Daraufhin wollte ich wissen, ob der Opa ein lustiger oder ein trauriger Mensch gewesen sei. Tobias erzählte, wie viel Spaß er mit dem Opa gehabt hatte. Ich fragte ihn dann: »Wenn der Opa dir vom Himmel aus zuschauen könnte, und du könntest ihm zeigen, was du alles erlebt hast – wie wäre das?«, woraufhin er zum Fenster rannte und rief: »Ich kann ihn nicht sehen!« Wir verabredeten, dass er nach Möglichkeit mit seinem Vater etwas werkeln sollte, das ihn an den Großvater erinnerte. – Zum zweiten Gespräch wurde der Vater explizit eingeladen, tat sich allerdings zunächst mit dem therapeutischen Setting schwer. Tobias trug ein von ihm mit dem Papa gebasteltes

Holzkreuz wie ein Schwert vor sich her, auf das er alle Namen der Angehörigen geschrieben hatte. Nach gebührender Bewunderung schlug ich ihm und seinem Vater vor, beide sollten jeweils drei Bilder malen: ein Bild, auf dem zu sehen ist, was Tobias vom Opa beziehungsweise sein Vater von ihm gelernt habe, etwas, wofür sie dem Großvater beziehungsweise Vater dankbar seien, sowie etwas Schönes, das in den letzten Wochen passiert ist. Tobias und sein Vater malten emsig an ihren Bildern, die Mutter hielt sich dabei verständnisvoll zurück. Gelegentliche spöttische Bemerkungen des Sohnes – »Was soll das denn sein?« – über die Skizzen des Vaters wurden abgeblockt: »Hier kann jeder malen, wie er mag!« Zum Schluss stellte Tobias uns die Bilder vor, und die Familie wurde zu einem weiteren Termin eingeladen. Wie besprochen, brachte er einen ganzen Packen von Bildern mit und rief beim Betreten des Therapieraumes: »Ich will malen, ich will malen!« Daheim hatte er eine ganze Reihe von Bildern mit schönen Alltagsbegebenheiten gemalt, die er am liebsten dem Opa zeigen wollte. Dazu malte er eine Opi-Rakete, mit der er seine Bilder auf magische Weise in den Himmel senden konnte. Der Vater hatte sichtlich Spaß daran, mit seinem Sohn zu zeichnen. Beide wurden gebeten, im bevorstehenden Sommerurlaub weitere Bilder zu malen und sie mitzubringen. Bei der Rückkehr äußerte der Vater, es tue ihm gut, sich mit dem Verlust des eigenen Vaters auf diese Weise auseinanderzusetzen. Zu diesem Zeitpunkt musste Tobias nur noch ganz gelegentlich weinen, wenn er an den Großvater dachte. In einigen der Einzelgespräche sprach der Vater über seine Trauer. Sein Vater hatte im sehr nahegestanden, und er berichtete, wie gut es ihm tat, mit seinem eigenen Sohn mehr zu unternehmen und für ihn da zu sein. In ähnlicher Weise wurde mit der Mutter über den länger zurückliegenden Tod ihres Vaters gesprochen. Offenkundig fielen der Familie Abschiede nicht leicht.

Dieser Fall veranschaulicht die Möglichkeit, gleichzeitig auf verschiedenen Ebenen eines Familiensystems zu arbeiten. Mit seinen Symptomen forderte der Junge indirekt seinen Vater heraus, Stärke zu zeigen. Der Junge hatte Probleme mit seiner Trauer und zeigte ein Übermaß an Emotionen, und die Mutter wusste nicht, wie sie ihm helfen konnte. Der Vater hatte Schwierigkeiten mit seiner eigenen Trauer und zeigte wenig Emotionen, und seine Frau wusste nicht, wie sie ihrem Mann helfen konnte. Die Familie insgesamt tat sich schwer mit Abschieden und Verlusten. Mithilfe von Gestaltungstechniken konnte Tobias seinen Gefühlen einen Platz geben, und sein Vater konnte gleichzeitig seine eigene Trauer ausdrücken. Das Vorgehen hat durch die Aufforderung »Zeige deine Trauer!« eine paradoxe Note im Sinne einer Symptomverschreibung und Verschiebung; statt sich Gefühle zu verbieten, sollten sie sie in einer bewussten, ritualisierten Form ausdrücken. Insgesamt wurde gleichzeitig auch die Nähe zwischen Vater und Sohn und in der Familie insgesamt gestärkt.

Systemische Einzel- und Familientherapie bei einem Jugendlichen aus einer Scheidungsfamilie

Daniel, ein für sein Alter (13 Jahre) groß gewachsener, recht weich wirkender Junge, kam mit seiner Mutter und seinem Vater zum Erstgespräch. Gleich zu Beginn schlugen die Eltern vor, er solle alleine sprechen. Ich erfuhr, dass er seit der Trennung der Eltern mit der Mutter und der älteren Schwester zusammenlebte. In der Schule war er infolge seines mäßigen Einsatzes gerade ziemlich abgestiegen. Auf einer Klassenfahrt hatte sich deutlich gezeigt, dass – zumindest aus der Sicht der Eltern – etwas passieren musste, denn Daniel machte noch regelmäßig in die Hose. Selbstverständlich wechselte er sie selbstständig, auf der Klassenfahrt habe es aber ein paar hochnotpeinliche Situationen gegeben, in denen der Geruch anderen unangenehm aufgefallen sei. Letztlich habe er sich nur durch das Tragen von Einlagen helfen können. Der morgendliche Ablauf war weitgehend unterritualisiert, die Mutter und Schwester standen vor ihm auf. Daniel verschlief regelmäßig, frühstückte dann hastig; für einen Toilettengang war einfach keine Zeit mehr.

Vom Vater war zu hören, dass er sehr gerne daran mitwirken wolle, dem Sohn zu helfen, sein Problem zu lösen. Er war überrascht zu hören, dass dieses Problem noch existierte, und hatte angenommen, es habe sich bereits von alleine gelöst. Nach Einschätzung der Mutter war ihr Sohn alt genug, sein Problem selbst in die Hand zu nehmen; sie wollte sich einfach nicht mehr darum kümmern. – In einer Reihe von Einzelgesprächen zeigte Daniel ein eher lauwarmes Interesse an Veränderungen. Mit großer Zuverlässigkeit vergaß er das Blatt mit seinen Notizen, an welchen Tagen es Ausnahmen vom Problem gegeben hatte. Der Vorschlag, ein morgendliches Toilettengangritual einzuführen, wurde mal umgesetzt, mal nicht. Immerhin schaffte er sich einen großen Wecker an und begann, etwas zeitiger und ohne Geschiebe von der Mutter aufzustehen. In einem Gespräch mit ihm und seiner um drei Jahre älteren Schwester sprach die Schwester die Geschichte der Trennung an – der Mutter sei es sehr schlecht gegangen, erst habe der Vater jahrelang auswärts gearbeitet, dann sei er fortgegangen; sie als Kinder hätten sehr gelitten – als Ältere habe sie sich noch eher zu helfen gewusst. Auch heute würden die häufigen Querelen insbesondere um finanzielle Regelungen ihnen sehr auf das Gemüt gehen. Daniel bestätigte das. Auf die Resilienzfrage, was ihm denn dann noch am ehesten geholfen habe, erzählte er, er habe sich stundenlang in Bücher verkrochen. Im folgenden Gespräch ging es Daniel etwas besser, und er erzählte auch von einer großen Leidenschaft, die er hatte: Musik machen. Er spielte mit sehr viel Begeisterung Geige und verdiente sich mit Straßenmusik das Geld, mit dem er sich sein Trauminstrument kaufen wollte. Ich gratulierte ihm, zeigte ihm deutlich, wie sehr ich beeindruckt war, und diskutierte mit ihm, wie viel Ausdauer er offensichtlich gehabt haben musste, um so gut mit seinem Instrument umgehen zu können – wie oft er vermutlich den Gedanken gehabt hatte: »Das bringt es eh nicht, du schaffst es nie!«, wie er offensichtlich dennoch weitergemacht hatte, und zwar weitgehend unabhängig von dem, was Mama und Papa gesagt haben. Ich lernte einiges über Musikmessen und über die Szene, in der er verkehrte. Kurz vor Ende des Gesprächs erzählte ich ihm scheinbar ohne Zusammenhang von einem Bilderwitz von K.-F. Wächter: wunderschöner Konzertsaal, vorne steht ein Violinist, der innig spielt, sagt ein Zuhörer zum anderen: »Sein Spiel ist bezaubernd!«, worauf dieser antwortet: »Ja – wenn ihm nur nicht der Schw… ständig aus der Hose hängen würde!« Wir beide mussten lachen bei dem Gedanken, wie blöd es wäre, es musikalisch so weit gebracht zu haben und dann nicht darauf zu achten, dass der Hosenladen zu ist. In einem weiteren Gespräch mit den Eltern wurde darüber gesprochen, was sie tun konnten, um Daniel zu unterstützen, stärker auf seinen Körper zu achten und sich nicht gehen zu lassen. Dabei hinterfragte ich die von der Mutter vertretene Idee, die Entwicklung müsse von alleine kommen – eine klassische »Sei-spontan!«-Paradoxie im Sinne von Watzlawick –, und die Position des Vaters, der sich in einer Außenposition wahrnehme, vermeintlich ohne Einfluss. Ich kündigte an, dass es für beide Kinder sinnvoll sein könne, die immer wieder aufflackernden Streitigkeiten der Eltern durch faire und verlässliche Absprachen zu beenden. Beim nächsten Gespräch, an dem Daniel und die Eltern teilnahmen, äußerten sich beide Eltern anerkennend über seine Fortschritte. In der Zwischenzeit hatte auch eine medizinische Kontrolluntersuchung stattgefunden, die keinerlei organische Auffälligkeiten erbracht hatte. Wir sprachen über Daniels Begeisterung für Musik, die Eltern unterstützten ihn sehr und waren froh, dass er sowohl in der Schule als auch hinsichtlich seines Symptoms sehr viel aktiver war und seine Ziele weitgehend zu erreichen vermochte. Im letzten Drittel der Therapie wurde mit den Eltern eine Regelung gefunden, welche den Einkommensunterschied zwischen ihnen beiden sehr viel fairer berücksichtigte und der Mutter mehr Spielraum verschaffte und gleichzeitig bei den Kindern ein freieres Gefühl gegenüber dem Vater bewirkte.

Nach acht Stunden konnte die Therapie erfolgreich beendet werden, Daniel war symptomfrei, war in der Schule besser geworden, und die Beziehungen innerhalb der Familie waren ausgeglichener.

Dieser Fall kann als ein Beispiel für eine Symptomatik bei einer nicht abgeschlossenen konflikthaften Trennung der Eltern verstanden werden. Im Zusammenhang mit Trennungen und Scheidungen treten sehr häufig Anpassungsstörungen auf. Wenn Eltern mit ihren oft hochgradig existenziellen Themen überlastet sind, können Kinder mit internalisierendem oder externalisierendem Verhalten reagieren. Diese Beschwerden wachsen sich nicht immer aus. Bei körperlichen Symptomen wie autonomen Funktionsstörungen oder Einnässen und Einkoten hat das betroffene Kind einen Entwicklungsschritt zu leisten, was bei kleinen Kindern in der Regel leicht gelingt, wenn Eltern mit einer freundlichen, unterstützenden Aufmerksamkeit diesen körperlichen Lernvorgang begleiten. Bei der Haltung: »Der ist doch schon groß, der kommt alleine klar!« – wurde übersehen, dass Daniel von seinen Eltern einforderte, sich mehr um ihn zu kümmern, bevor er sich um sich selbst kümmern konnte. Zielführend waren einerseits das etwas häufigere Interesse signalisierende Nachfragen durch beide Elternteile sowie andererseits die Absprache bezüglich dessen, welche Verantwortung der Junge für sein Symptom übernehmen konnte. Wichtige Hinweise kamen von der älteren Schwester, die sehr präzise ihre Wahrnehmung der Familienverhältnisse zu schildern vermochte. Therapeutisch wirksam war aus meiner Sicht der Aufbau eines therapeutischen Teams, bei dem Daniel aktiv wurde und seine Eltern mitzuwirken bereit waren. Für die längerfristige Stabilisierung des Therapieerfolgs dürfte die Verbesserung des Familienklimas hilfreich gewesen sein. Jugendliche, die sich verletzt oder allein gelassen fühlen, haben verständlicherweise den Wunsch, dass auf ihre Person eingegangen wird. Der verstärkte Rückhalt von Vater und Mutter und das Erleben, dass beide Eltern fair miteinander umgingen, waren weitere unterstützende Elemente. Therapeutische

Änderungen sind leichter zu erreichen, wenn ein Jugendlicher erkennt: »Das ist meine Angelegenheit, wenn ich mich engagiere, habe ich etwas für mich ganz persönlich«, und wenn die Eltern beginnen, bei der Lösung der anstehenden Probleme zu kooperieren.

Systemische Familientherapie bei delinquentem Verhalten eines Jugendlichen

Beim Betreten des Wartezimmers war eine gespannte Atmosphäre zu bemerken; der 16-jährige Jens machte einen verlegenen Eindruck, die Eltern wirkten vorwurfsvoll, seine um zwei Jahre jüngere Schwester saß betreten da. Im Therapiezimmer machte die Mutter deutlich, dass sie nur seinetwegen hier sei. Sie und der Vater ihrer Kinder hätten sich ansonsten nicht mehr viel zu sagen. Vorwurfsvoll schilderte sie dann den Anlass des Kommens: Jens hatte etwas angestellt, war mehrfach beim Stehlen erwischt und wiederholt alkoholisiert aufgegriffen worden. Mit seinen Kumpels hatte er gekifft und den Unterricht schleifen lassen. Schließlich war er in seiner eigenen Schule eingebrochen, zusammen mit ein paar »Freunden«, hatte die Kasse geplündert und mit dem Geld beim nahe gelegenen Kiosk – an dem sie bestens bekannt waren – Bier eingekauft. Entsprechend schnell wurden sie erwischt. Das Gerichtsverfahren stand noch aus. Für sie war all dies umso bitterer, weil sie wegen ihrer Krebserkrankung mehr als genug Sorgen hatte. Die Mutter hatte einfach keine Energie mehr, sich um die Probleme des Sohnes zu kümmern. Nach dem Einbruch hatte er die Schule wechseln müssen. Der Vater von Jens äußerte seine große Sorge um die Frau: Er war zornig, weil Jens so viel Kummer machte. Die Schwester saß still daneben und war mit den Streitigkeiten überfordert. Ich erkundigte mich nach sozialer Unterstützung und erfuhr, dass es in der Nähe einen Onkel und eine Tante von Jens gab. Für mich blieb offen, ob ich es mit Kunden für eine Therapie zu tun hatte – die Botschaft von Mutter und Vater lautete eher: »Kümmere dich um dich selbst, wir schaffen es nicht, auch damit noch etwas zu tun zu haben!« Ob Jens ein »Kunde« oder nur unter Druck erschienen war, blieb für mich zunächst offen; es war auch nicht gewiss, ob im Familiensystem genügend Ressourcen für therapeutische Schritte vorhanden waren oder eher externe Ressourcen – etwa vom Jugendamt – hinzugezogen werden mussten. Als Abschlusskommentar sagte ich zu Jens: »Sie haben wirklich Pech, Jens – Ihre Mutter ist erschöpft und muss ihre Energien einfach darauf verwenden, wieder gesund zu werden. Ihr Vater macht sich Riesensorgen und ist ebenfalls ausgepowert. Selbst wenn die Eltern es wollten, es ist anscheinend keiner da, der Ihnen helfen kann, die packen das einfach nicht zusätzlich. Und ich bin mir nicht sicher, ob Sie selbst überhaupt die Kurve bekommen wollen. Falls Sie wirklich etwas ändern wollen, müsste ich ein klares Zeichen von Ihnen sehen, dass Sie Unterstützung wollen.«

Entgegen meiner Erwartung erschien die Familie zum zweiten Gespräch mit einem strahlenden Jens – er hatte den Kontakt zu seinen früheren Kumpels komplett eingestellt. Auf der neuen Schule fühlte er sich trotz der langen Anfahrt wohl. Außerdem hatte er mehr für die Schule gelernt und zu Hause geholfen. Mit den Eltern wurde diskutiert, welche Schritte weiterhin anstanden und wie die ersten positiven Ansätze genutzt werden konnten. Verständlicherweise blieben die Eltern skeptisch und reserviert. Schließlich brachte ich die Idee auf, ob jemand von außerhalb der Kernfamilie Jens vorübergehend den Rücken stärken könnte. Die Eltern kamen überein, die am Orte wohnenden Tante und Onkel zu fragen, ob sie bereit wären, für zwei, drei Wochen während der Chemotherapie der Mutter nach Jens zu schauen und gewissermaßen als Paten zu fungieren. Diese Absprache klappte sehr gut. Im Einzelgespräch erzählte Jens davon, wie es in der Schule lief, und wir begannen, über seine Sorgen um die Mutter zu reden. Diese Diskussion wurde im folgenden Familiengespräch fortgeführt. Ich äußerte, Jens habe da eine besondere Art, der Mutter zu zeigen: »Hey, du kannst nicht einfach verschwinden, ich brauche dich noch!«, und auch dem Vater habe er ordentlich Stoff zur Ablenkung gegeben, aber eigentlich könnten die doch eine ganz andere Form von Hilfe sehr viel besser gebrauchen. In den folgenden Wochen begann Jens auf eine fast schon beunruhigende Weise, sich auf die Schule zu konzentrieren, belegte in den Osterferien einen Nachhilfekurs, und nach dem Ende der Intensivzeit der Chemotherapie benötigte er keine Nachhilfe mehr. Mit der ganzen Familie wurde besprochen, wie jeder mit der Erkrankung der Mutter umgegangen sei, was man mit dem eigenen Kummer tun und wie man möglicherweise den angenehmeren Seiten des Familienlebens wieder etwas mehr Raum verschaffen könne. Parallel dazu entspannte sich auch die Stimmung zwischen den Eltern. In den Gesprächen mit ihnen wurde thematisiert, wie sie mit der lebensbedrohlichen Krankheit der Frau umgehen konnten. Im Sinn eines paradoxen Bremsens äußerte ich die Sorge, dass die Dinge allzu gut laufen könnten und Jens inzwischen zu angepasst wirke. Mit dem Vater wurde darüber gesprochen, dass Jugendliche gerne mal aus dem Alltag ausbrechen wollen. Der Vater nahm diesen Gedanken sofort auf. Er hatte schon lange überlegt, mal etwas mit dem Sohn zu unternehmen, etwa zu einem Bundesligaspiel zu fahren, nur so unter Männern. In den weiteren Gesprächen präsentierte der Vater die Idee, mit dem Sohn zusammen unter dem Dach ein Zimmer für ihn auszubauen, was Jens mit viel Engagement und handwerklichem Geschick betrieb und worauf er berechtigterweise stolz war. Trotz des Auf und Ab des Gesundheitszustands der Mutter blieben die Schulleistungen von Jens befriedigend, es gab keine erneuten Probleme mit Alkohol oder Einbrüchen. In einem der weiteren Gespräche erzählte Jens, wie befremdlich er es fand, an der örtlichen Bushaltestelle zwei seiner früheren Kumpels zu sehen, die bei 8 °C im Freien mit vier Sechserpacks Bier den 18. Geburtstag des einen feierten. Er war froh, zu dieser Szene Abstand bekommen zu haben. Ungünstigerweise wurde etwa ein Jahr nach Therapiebeginn – zu einem Zeitpunkt, an dem sich Jens gut gemacht hatte – eine Jugendstrafe in Form von Sozialstunden verhängt, was er jedoch insgesamt gut nehmen konnte.

Dieser Fall illustriert die systemische Auffassung, dass Symptome als Metapher für ein Beziehungsgeschehen verstanden werden können und mehr sind als lediglich ein unerwünschtes Verhalten. Sie können beispielsweise ein Ausdruck von existenziellen Sorgen sein, in diesem Fall um das Leben der Mutter. Bei Jugendlichen mit Sozialverhaltensstörungen und Drogen- oder Alkoholproblemen wird rasch der Ruf nach dem Setzen von Grenzen laut. Doch manchmal sind Eltern zu erschöpft, um eine zusätzliche Aufgabe zu schultern. In vielen Fällen geht es nicht um eine stärkere interpersonelle Abgrenzung, sondern das Herstellen einer angemessenen Nähe, bevor Eltern oder Erziehungspersonen überhaupt eine Chance haben, dass ihre Vorgaben und das Setzen von Grenzen überhaupt fruchten. Eine generelle Schlüsselintervention ist die Stärkung des Gefühls von Verbundenheit innerhalb der Familie (Retzlaff 2010; Walsh 1998). – Ein allzu häufig verwendeter therapeutischer Vorschlag ist die vermeintliche Lösung, einfach »loszulassen« und sich zurücknehmen, was eine Lösung sein kann, aber viele Eltern nehmen ihre Verantwortung zu ernst und lieben ihre Kinder zu sehr, um sie einfach fallen zu lassen. Günstiger ist die Hinzuziehung eines Stellvertreters, der vorübergehend die Eltern entlastet.

Im konkreten Fall habe ich mit einer herausfordernden Intervention begonnen – ich hatte nicht den Eindruck, dass es gut gewesen wäre, Jens hinterherzulaufen. Bei Eltern, deren Ressourcen erschöpft sind, lohnt es immer zu prüfen, welche soziale Unterstützung von außen aktiviert werden kann. Wenn sie von vertrauten Personen aus dem familiären Umfeld kommen kann, ist dies sicherlich ein Glücksfall.

8 Zur Wirksamkeit der systemischen Therapie

Die systemische Therapie zählt zu den empirisch am besten bestätigten Psychotherapieverfahren. Die Wirksamkeit bei Störungen von Kindern und Jugendlichen ist sogar noch besser belegt als bei denen von Erwachsenen. Für eine aktuelle systematische Übersichtsarbeit wurden in die Datenbankrecherchen alle randomisierten, kontrollierten Therapiestudien (RCT) einbezogen, die auf Deutsch, Englisch, Spanisch und Chinesisch bis einschließlich 2011 publiziert worden waren (Retzlaff, von Sydow, Beher, Haun u. Schweitzer in press; von Sydow, Retzlaff, Beher, Haun u. Schweitzer in press). Von insgesamt 85 RCT stammten 56, also die Mehrzahl, aus den USA und Kanada, aus Großbritannien 9 und weiteren europäischen Ländern 14, aus Argentinien 1 sowie aus China und Hongkong insgesamt 5. Lediglich 6 Studien kamen aus Deutschland und Österreich. Systemische Therapie war in 73 RCT ebenso erfolgreich wie andere Therapien oder erfolgreicher als sie. Zu beachten ist dabei, dass diese Studien eine unterschiedliche methodische Güte aufwiesen. Die aufwendigsten Studien liegen zu den Markennamentherapien sowie zum Maudsley-Modell der Behandlung von Essstörungen vor.

Die Wirksamkeit ist besonders gut belegt für Störungen des Sozialverhaltens und jugendlicher Delinquenz, für Substanzstörungen, Essstörungen, körperliche Erkrankungen wie Diabetes und Asthma sowie Depression und Suizidalität. Nachweise liegen auch vor für Hyperaktivitätsstörungen, emotionale Anpassungsstörungen, Ängste sowie Vernachlässigung von Kindern. Zu bestimmten Störungsbildern, wie zum Beispiel somatoformen Störungen, gibt es derzeit noch keine oder nur vereinzelte RCT.

Insgesamt ist die Therapieabbruchrate bei systemischer Therapie meist geringer als bei anderen Therapieverfahren. Geschwister profitieren ebenfalls von Behandlungen, auch wenn sie nur punktuell einbezogen werden können, und die Zufriedenheit mit der Behandlung ist generell hoch. Durch systemische Therapie lassen sich auch Jugendliche erreichen, die zunächst wenig Interesse an einer Therapie haben. Neben der Arbeit im Familiensetting ist auch eine systemische Therapie im Einzelsetting eine nachweislich wirksame Behandlungsoption. Eine große Studie zur Therapie von Jugendlichen mit delinquentem Verhalten aus den USA (Crane 2008) und eine deutsche Studie zur Multifamilientherapie bei Magersucht (Scholz 2005) weisen auf die hohe Kosteneffektivität der systemischen Therapie hin. Dies gilt insbesondere für körperliche Erkrankungen und für Störungen, die von anderen Psychotherapieverfahren weniger gut erreicht werden. Ein nicht zu übersehender Vorteil des Verfahrens ist die Möglichkeit, mit mehreren Symptomträgern gleichzeitig zu arbeiten. Es ist wenig sinnvoll, wenn in einer Familie mit zwei oder drei Symptomträgern jede Person einzeln einen Therapeuten aufsucht – und die Eltern womöglich zur Paartherapie gehen –, statt eine gemeinsame Behandlung durchzuführen. Systemische Therapeuten können als Vernetzungsexperten angesehen werden, was in unserem zunehmend komplexen Jugendhilfe- und Gesundheitssystem ein deutlicher Vorteil ist.

Ein erheblicher Teil der ermittelten Studien basiert auf Weiterentwicklungen des strukturell-strategischen Ansatzes, es gibt aber auch durchaus erfolgreiche Studien zu anderen systemischen Modellen. Auch wenn störungsspezifische, manualisierte systemische Therapien nachweislich erfolgreich sind, in der Praxis ist das Vorgehen der systemischen Therapie meist am Einzelfall orientiert. In den erfassten Wirksamkeitsstudien werden – analog zur Vorgehensweise der systemischen Familienmedizin bei schweren körperlichen und psychiatrischen Erkrankungen – somatische, pharmakologische und psychosoziale Interventionen und Aufklärungsarbeit kombiniert.

9 Fazit

In den vergangenen Jahren hat sich eine systemische Kinder- und Jugendpsychotherapie etabliert, die integrativ ausgerichtet ist. Die systemische Arbeit mit Kindern und Jugendlichen ist ressourcenorientiert, die Therapiedauer ist tendenziell eher kurz. Es wird in verschiedenen Settings und bei Bedarf aufsuchend gearbeitet, weitere soziale Systeme werden einbezogen. Die Individualität von Kindern und Eltern wird gewürdigt, und biologische Prozesse werden als relevante Systemfaktoren anerkannt. Das hier präsentierte Modell ist offen für die ganze Geschichte der Familientherapie und der systemischen Therapie und nutzt die große Schatzkiste an Konzepten, Interventionen und Vorgehensweisen unterschiedlicher systemischer Modelle. Erkenntnisse anderer Wissenschaftsdisziplinen, wie die der Entwicklungspsychologie und der Bindungstheorie, werden aufgenommen. Innerhalb der systemischen Therapie wurden über lange Zeit von Therapeuten, die vornehmlich mit Erwachsenen gearbeitet hatten, recht kognitive, sprachlastige Konzepte vertreten, und der dominante Diskurs wurde lange von konstruktivistischen Positionen bestimmt. Bei der Arbeit mit Kindern und Jugendlichen kann man sich allerdings nicht allein auf sprachliche Interventionen und Fragen beschränken, sondern muss immer wieder auch Position beziehen. Neben therapeutischen Fragen gehören Aufforderungen und das Vertreten eines eigenen Standpunktes zum Repertoire des Therapeuten. Emotionalität und Bindungserleben spielen eine entscheidende Rolle. In der Therapie mit Kindern kommt man nicht umhin, sich emotional berühren zu lassen und zu berühren.

Der kurze Exkurs in einige entwicklungspsychologische Grundlagen sollte deutlich machen, dass Kinder ihre Welt durch spielerisches Explorieren, durch Bewegung, durch Aktion erkunden und sich so ihre innere Welt konstruieren, wobei ein responsiver, auf die Bedürfnisse der Kinder abgestimmter sozialer Kontext eine entscheidende Rolle für ihre weitere Entwicklung hat. Bevor Kinder über Sprache verfügen, ist die Qualität des emotionalen Familienklimas von Bedeutung: Eine neue Sicht der Dinge kann durch Spiel, Musik, Bewegung und Tanz erreicht werden. Wenn wir uns als Therapeuten auf diese Modalitäten einlassen und uns nicht allein auf die verbale Sprache beschränken, sind wir automatisch auf einer lösungs- und ressourcenorientierten Ebene, die weitaus und grundlegend konstruktivistischer ist, als dies bei einem überwiegend verbalen Vorgehen möglich wäre. Die therapeutische Vorgehensweise ist deshalb pragmatisch und nutzt Konzepte und Techniken unterschiedlicher systemischer Ansätze, die als Reichtum angesehen werden. Ob stärker nondirektiv oder strategisch, ob im Einzel-, Gruppen- oder Familiensetting, mit verbalen, spielerischen oder handlungsorientierten Interventionen gearbeitet wird, hängt wesentlich von den Anliegen des Klientensystems und den verfügbaren therapeutischen Ressourcen ab. Gegenüber den Techniken und Vorgehensweisen anderer Therapietraditionen besteht eine grundlegende Offenheit. Eine so verstandene systemische Therapie bietet sich an als ein integrierendes Modell für die Entwicklung einer allgemeinen, systemisch fundierten Psychotherapie.

10 Bemerkungen zur Ausbildung

Eine Reihe von Ausbildungsinstituten bietet ein zweijähriges Aufbaucurriculum in systemischer Kinder- und Jugendpsychotherapie an. Die Deutsche Gesellschaft für Systemische Therapie und Familientherapie (DGSF) und die Systemische Gesellschaft (SG) haben Rahmencurricula erstellt, die jeweils auf der dreijährigen Ausbildung in systemischer Therapie und Beratung aufbauen und weitgehend übereinstimmen. Sie umfassen 150 Stunden Theorie, den Nachweis systemischer Therapie- oder Beratungspraxis mit 50 Stunden Supervision, begleitende Peergruppenarbeit und zum Teil ergänzende Selbsterfahrung. Für die Anerkennung als Lehrtherapeut für systemische Kinder- und Jugendpsychotherapie gibt es eigene Standards der DGSF.

Im Jahr 2008 wurde die wissenschaftliche Fundierung der systemischen Therapie vom Wissenschaftlichen Beirat Psychotherapie bestätigt. Sie ist damit das zweite Therapieverfahren überhaupt, das als Verfahren für Erwachsene und für Kinder und Jugendliche empfohlen wurde. Einige systemische Ausbildungsinstitute bieten seither eine drei- bis fünfjährige Approbationsausbildung in systemischer Kinder- und Jugendpsychotherapie an, die einen rechtlichen Zugang zur Ausübung von Heilkunde ermöglicht.

Der Weg zu einer Aufnahme der systemischen Therapie mit Kindern und Jugendlichen in den Leistungskatalog der gesetzlichen Krankenversicherungen erscheint dagegen noch sehr weit. Voraussetzung wären eine erneute wissenschaftliche Prüfung und die Anerkennung durch den Gemeinsamen Bundesausschuss der Ärzte und Krankenkassen (GBA). Ein entsprechendes Verfahren wird – wenn es einmal eingeleitet ist – etliche Jahre in Anspruch nehmen. Nach bisherigem Stand müsste zunächst die Prüfung der systemischen Therapie mit Erwachsenen abgeschlossen sein, was allein einige Jahre ab Aufnahme des Prüfverfahrens dauern wird.

Bei der Weiterbildung zum Facharzt für Kinder- und Jugendpsychiatrie erkennen einige Landesärztekammern die systemische Therapie als Zweitverfahren und zum Teil auch als Erstverfahren an. Nähere Informationen finden sich auf den Internetseiten der DGSF.

Approbierte Kinder- und Jugendpsychotherapeuten mit Zulassung in einem Richtlinienverfahren wie der Verhaltenstherapie oder der tiefenpsychologischen Therapie können bei einigen Diagnosen innerhalb von sogenannten Versorgungsverträgen systemische Therapie als Kassenleistung erbringen. In Baden-Württemberg gilt dies beispielsweise für AOK- sowie manche BKK-versicherte Patienten. Außerdem besteht für die genannten Therapeuten die Möglichkeit, im Rahmen des Kostenerstattungsverfahrens systemische Therapie abzurechnen.

Nach den Weiterbildungsordnungen der Psychotherapeutenkammern einiger Bundesländer – derzeit Hessen, Rheinland-Pfalz und Baden-Württemberg – können approbierte Kinder- und Jugendpsychotherapeuten nach einer mindestens zweijährigen Weiterbildung die Zusatzbezeichnung »Systemische Therapie« erwerben. Von der Bundespsychotherapeutenkammer wurde eine Muster-Weiterbildungsordnung zur systemischen Therapie verabschiedet, und es ist damit zu rechnen, dass die Kammern weiterer Bundesländer entsprechende Regelungen treffen werden. Auch diese Zusatzbezeichnung führt derzeit nicht unmittelbar zu einer Abrechnungsberechtigung für systemische Therapie. Ein erster entsprechender Weiterbildungsgang wird am Helm-Stierlin-Institut in Heidelberg angeboten.

In der Schweiz bieten einige systemische Ausbildungsinstitute Vertiefungskurse zur Arbeit mit Kindern und Jugendlichen an. Fachärzte und Psychologen mit einer fachkundlichen Zulassung zur Psychotherapie bzw. Fachpsychologen für Kinder- und Jugendpsychologie können unter anderem auch systemische Therapien mit Kindern und Jugendlichen durchführen und von der Grundversicherung erstattet bekommen; für Psychologen gilt dies nach Delegation durch einen Arzt. Ebenso übernehmen die verschiedenen Zusatzversicherungen die Kosten für eine systemische Therapie.

In Österreich werden von verschiedenen Instituten Spezialseminare zu Kindern und Jugendlichen angeboten, welche die allgemeine systemische Ausbildung ergänzen. Derzeit wird vonseiten des Forschungsausschusses im österreichischen Bundesministerium-Psychotherapiebeirat überprüft, welche Inhalte eine Grundausbildung zum Psychotherapeuten umfassen sollte, damit die Psychotherapeuten Kompetenzen für die Arbeit mit Kindern und Jugendlichen erwerben können.

Literatur

Ackerman, N. (1970): Child participation in family therapy. *Family Process* 9: 403–410.

Ainsworth, M. (1969): Object relations, dependance, and attachment: A theoretical review of the infant-mother relationship. *Child Development* 40: 969–1025.

Antonovsky, A. (1997): Salutogenese: Zur Entmystifizierung der Gesundheit. Tübingen (DGVT).

Asen, E. u. P. Fonagy (2010): Mentalisierungsbasierte Familientherapie. *Psychotherapie im Dialog* 11: 239–243.

Asen, E. u. M. Scholz (2009): Praxis der Multifamilientherapie. Heidelberg (Carl-Auer), 2., erw. u. vollst. überarb. Aufl. 2012.

Auerswald, D. (1973): Interdisziplinärer oder ökologischer Ansatz. In: H. Sager u. S. Kaplan (Hrsg.): Handbuch der Ehe,- Familien- und Gruppentherapie II. München (Kindler), S. 375–383.

Bandler, R. u. J. Grinder (1985): Reframing. Ein ökologischer Ansatz in der Psychotherapie (NLP). Paderborn (Junfermann).

Bateson, G. (1954): A theory of play and fantasy. A.P.A. Psychiatric research reports II. In: G. Bateson (ed.): Steps to an ecology of mind. New York (Ballantines/Chasin), pp. 177–193. [dt. (2001): Ökologie des Geistes. Anthropologische, psychologische, biologische und epistemologische Perspektiven. Frankfurt/M. (Suhrkamp), 9. Aufl.]

Benz, M. u. K. Scholtes (2012): Von der normalen Entwicklungskrise zur Regulationsstörung. In: M. Cierpka (Hrsg.): Frühe Kindheit 0–3. Beratung und Psychotherapie für Eltern mit Säuglingen und Kleinkindern. Berlin (Springer), S. 159–170.

Berger, M. (1978): Beyond the double bind. New York (Brunner Mazel).

Berk, L. E. (2011): Entwicklungspsychologie. München (Pearson), 5., aktual. Aufl.

Bertallanffy, L. von (1968): Organismisc psychological theory. Barre, MA (Clark University with Barre Publications).

Boszormenyi-Nagy, I. u. G. Spark (1981): Unsichtbare Bindungen. Stuttgart (Klett-Cotta).

Bowen, M. (1978): Family therapy in clinical practice. New York/London (Jason Aronson).

Brächter, W. (2010): Geschichten im Sand. Grundlagen und Praxis einer narrativen systemischen Spieltherapie. Heidelberg (Carl-Auer).

Bronfenbrenner, U. (1981): Die Ökologie der menschlichen Entwicklung. Natürliche und geplante Experimente. Stuttgart (Klett-Cotta).

Bruner, J. (1974): Nature and uses of immatrity. In: K. Connolly a. J. Bruner (eds.): The growth of competence. New York (Academic Press), p. 11–48.

Bünder, P., Helfer, A. u. A. Sirringhaus-Bünder (2006): Praxisbuch Marte Meo. Köln (Kölner Verein für systemische Beratung).

Byng-Hall, J. (1988): Scripts and legends in families and family therapy. *Family Process* 27: 167–179.

Byng-Hall, J. (2008): The crucial roles of attachment in family therapy. *Journal of Family Therapy* 30: 129–146.

Cecchin, G. (1987): Zum gegenwärtigen Stand von Hypothetisieren, Zirkularität und Neutralität: Eine Einladung zur Neugier. *Familiendynamik* 13: 190–203.

Chess, S. a. A. Thomas (1987): Temperamental individuality from childhood to adolescence. *Journal of Child Psychiatry* 16: 218–226.

Cierpka, M. (Hrsg.) (2008): Handbuch der Familiendiagnostik. Berlin (Springer), 3., erg. Aufl.

Conen, M. (Hrsg). (2002): Wo keine Hoffnung, ist, muss man sie erfinden. Aufsuchende Familientherapie. Heidelberg (Carl-Auer), 5. Aufl. 2011.

Crane, R. D. (2008): The cost effectiveness of family therapy: A summary and progress report. *Journal of Family Therapy* 30: 399–410.

Crane, R. D., H. H. Hillin a. S. F. Jakuboswki (2005): Cost of treating conduct disordered youth with and without family therapy. *American Journal of Family Therapy* 33: 403–413.

de Shazer, S. (1989): Wege der erfolgreichen Kurztherapie. Stuttgart (Klett-Cotta).

de Shazer, S. (1991): Putting differences to work. New York (W. W. Norton).

de Shazer, S. a. E. Lipchik (1984): Frames and reframing. In: E. Imber Coppersmith (ed.): Families with handicapped members. Rockville (Aspen), pp. 88–97.

Diamond, G. S., M. Wintersteen, G. Brown, G. Diamond, B. Gallop, K. Shelef a. S. Levy (2010): Attachment-based family therapy for adolescents with suicidal ideation and depressive symptoms: A randomized controlled trial. *Journal of the American Academy of Child & Adolescent Psychiatry* 49: 122–131.

Eisler, I., Simic, M., Russell, G. a. C. Dare (2007): A randomised controlled treatment trial of two forms of family therapy in adolescent anorexia nervosa: A five-year follow-up. *Journal of Child Psychology and Psychiatry* 6: 552–560.

Ferreira, A. J. (1963): Family myths and homeostases. *Archives of General Psychiatry* 9: 457–463.

Fisch, R., Weakland, J. H. u. L. Segal (1987): Strategien der Veränderung. Systemische Kurzzeittherapie. Stuttgart (Klett-Cotta).

Freeman, J., Epston, D. u. D. Lobovits (2000): Ernsten Problemen spielerisch begegnen. Narrative Therapie mit Kindern und ihren Familien. Dortmund (Modernes Lernen).

Freud, S. (1920): Jenseits des Lustprinzips. In: Studienausgabe, Bd. 3 (1978). Frankfurt a. M. (S. Fischer), S. 213–272.

Furman, B. (2005): Ich schaffs! Spielerisch und praktisch Lösungen mit Kindern finden – Das 15-Schritte-Programm für Eltern, Erzieher und Therapeuten. Heidelberg (Carl-Auer), 5., unveränd. Aufl. 2013.

Gammer, C. (2007): Die Stimme des Kindes in der Familientherapie. Heidelberg (Carl-Auer), 2. Aufl. 2009.

Gergen, K. J. (1991): The saturated self. New York (Basic Books). [dt. (1996): Das übersättigte Selbst: Identitätsprobleme im heutigen Leben. Heidelberg (Carl-Auer).]

Grawe, K. u. M. Grawe-Gerber (1999): Ressourcenaktivierung: Ein primäres Wirkprinzip in der Psychotherapie. *Psychotherapeut* 44: 63–73.

Grunebaum, H. u. R. Chasin (1980): Kritisches zu Umdeutungen oder: Die Vorteile eines pathologischen Begriffssystems. *Familiendynamik* 5: 106–117.

Haggerty, R. J., L. S. Sherrod, N. Garmezey a. M. Rutter (1996): Stress, risk, and resilience in children and adolescents. Process, mechansims, and interventions. Cambridge (Cambridge University Press).

Hahlweg, K., Kuschel, A. u. Y. Miller, Y. (2000): Verhaltenstherapeutische Familientherapie. *Familiendynamik* 25: 386–410.

Haken, H. u. G. Schiepek (2006): Synergetik in der Psychologie. Selbstorganisation verstehen und gestalten. Göttingen (Hogrefe).

Haley, J. (1977): Direktive Familientherapie. Strategien für die Lösung von Problemen. München (Pfeiffer).

Haley, J. (1978): Gemeinsamer Nenner Interaktion. Strategien der Psychotherapie. München (Pfeiffer).

Haley, J. (2010): Die Psychotherapie Milton H. Ericksons. Stuttgart (Klett-Cotta), 8. Aufl.

Havighurst, R. J. (1972). Developmental taks and education. New York (McKay), 3. ed.

Hawallek, C. u. A. von Schlippe (Hrsg.) (2005): Entwicklung unterstützen – Unterstützung entwickeln. Göttingen (Vandenhoeck & Ruprecht).

Hédervári-Heller, É. (2012): Bindung und Bindungsstörungen. In: M. Cierpka (Hrsg.): Frühe Kindheit 0–3. Beratung und Psychotherapie für Eltern mit Säuglingen und Kleinkindern. Berlin (Springer), S. 57–67.

Hoffman, L. (1982): Grundlagen der Familientherapie. Konzepte für die Entwicklung von Systemen. Hamburg (ISKO).

Holtz, K. L. u. S. Mrochen (2005): Einführung in die Hypnotherapie mit Kindern und Jugendlichen. Heidelberg (Carl-Auer), 2. Aufl. 2009.

Johnson, S. (2010): Praxis der emotionsfokussierten Paartherapie: Verbindungen herstellen. Paderborn (Junfermann).

Joswig, H. (2011): Phasen und Stufen in der kindlichen Entwicklung. In: R. Textor (Hrsg.): Familienhandbuch. München (Staatsinstitut für Frühpädagogik). Verfügbar unter: https://www.familienhandbuch.de/kindliche-entwicklung/allgemeine-entwicklung/phasen-und-stufen-in-der-kindlichen-entwicklung [15.5.2013].

Karpel, M. (ed.) (1986): Family resources: The hidden partner in family therapy. New York (Guilford).

Keith, D. a. C. Whitaker (1981): Play therapy: A paradigm for work with families. *Journal of Marital and Family Therapy* 7: 244–254.

Keller, H. (2011): Kinderalltag. Kulturen der Kindheit und ihre Bedeutung für Bindung, Bildung und Erziehung. Berlin (Springer).

Kempler, W. (1974): Principles of gestalt family therapy. Costa Mesa, CA (The Kempler Institute). [dt. (1980): Grundzüge der Gestalt-Familientherapie. Stuttgart (Klett-Cotta), 2. Aufl.]

Kohlberg, L. (1996): Die Psychologie der Moralentwicklung. Frankfurt a. M. (Suhrkamp).

Kriz, J. (1999): Personzentrierter Ansatz und Systemtheorie. *Personzentriert* 1: 17–70.

Kröger, F., Hendrischke, A. u. S. McDaniel (2000): Familie, System und Gesundheit. Systemische Konzepte für ein soziales Gesundheitswesen. Heidelberg (Carl-Auer).

Krüll, M. (1989): Die Geburt ist nicht der Anfang. Die ersten Kapitel unseres Lebens – neu erzählt. Stuttgart (Klett-Cotta).

Laing, R. D. a. A. Esterson (1964): Sanity, madness, and the family. London (Penguin). [dt. (1975): Wahnsinn und Familie : Familien von Schizophrenen. Köln (Kiepenheuer & Witsch).]

Largo, R. (2010): Babyjahre. Entwicklung und Erziehung in den ersten vier Jahren. München (Piper.), Vollst. überarb. Neuausg., 3. Aufl.

Largo, R. u. C. Benz (2003): Spielend lernen. In: M. Papoušek u. A. von Gontard (Hrsg.): Spiel und Kreatitivität in der Kindheit. Stuttgart (Pfeiffer bei Klett-Cotta), S. 56–75.

Lebow, J. (2005): Family therapy at the beginning of the twenty-first century. In: J. Lebow (ed.): Handbook of clinical family therapy. New York (Wiley), pp. 1–14.

Lidz, T. u. S. Fleck (1979): Die Familienumwelt des Schizophrenen. Stuttgart (Klett-Cotta).

Ludewig, K. (2005): Einführung in die theoretischen Grundlagen der systemischen Therapie. Heidelberg (Carl-Auer), 2., aktual. Aufl. 2009.

Madanes, C. (1981a): Beschützen, Paradox und So-tun-als-ob. *Familiendynamik* 6: 208–224.

Madanes, C. (1981b): Strategic family therapy. San Franscico (Jossey-Bass).

Madanes, C. (1989): Hinter dem Einweg-Spiegel. Fortschritte in der strategischen Therapie. Hamburg (ISKO).

Madanes, C. (1997): Sex, Liebe und Gewalt. Therapeutische Strategien zur Veränderung. Heidelberg (Carl-Auer).

Maisel, R., Epston, D. a. A. Borden (2004): Biting the hand that starves you. Inspiring resistance to anorexia/bulimia. New York (Norton).

Maturana, H. u. F. Varela (1987): Der Baum der Erkenntnis. Die biologischen Wurzeln menschlichen Erkennens. München (Piper).

McDaniel, S. Hepworth, J. u. W. Doherty (1997): Familientherapie in der Medizin. Ein biopsychosoziales Behandlungskonzept für Familien mit körperlich Kranken. Heidelberg (Carl-Auer).

McGoldrick, M. u. R. Gerson (1990): Genogramme in der Familienberatung. Bern (Hans Huber).

Minuchin, S. (1977): Familie und Familientherapie. Theorie und Praxis struktureller Familientherapie. Freiburg (Lambertus).

Minuchin, S. (1983): Der Aufbau einer therapeutischen Wirklichkeit. In: E. Kaufman u. P. Kaufmann (Hrsg.): Familientherapie bei Alkohol- und Drogenabhängigkeit. Freiburg (Lambertus).

Minuchin, S. u. C. Fishman (1983): Praxis der strukturellen Familientherapie. Strategien und Techniken. Freiburg (Lambertus).

Minuchin, S. u. M. Nichols (1993): Familie. Die Kraft der positiven Bindung. Hilfe und Heilung durch Familientherapie. München (Kindler).

Möhler, E. u. F. Resch (2012): Temperament. In: M. Cierpka. (Hrsg.): Frühe Kindheit 0–3. Beratung und Psychotherapie für Eltern mit Säuglingen und Kleinkindern. Berlin (Springer), S. 39–55.

Mogel, H. (2008): Psychologie des Kinderspiels. Von den frühesten Spielen bis zum Computerspiel. Berlin (Springer).

Mrochen, S., K. L. Holtz u. B. Trenkle (Hrsg.) (1993): Die Pupille des Bettnässers. Hypnotherapeutische Arbeit mit Kindern und JugendlichenHeidelberg (Carl-Auer), 7. Aufl. 2009.

National Collaborating Centre for Mental Health & the National Institute for Clinical Excellence (2004): Eating Disorders. Core interventions in the treatment and management of anorexia nervosa, bulimia nervosa and related eating disorders. London (The British Psychological Society & The Royal College of Psychiatrists).

Nemetschek, P. (2000): »Wenn ich mal groß bin!« Alltagstrance und familientherapeutisches Arbeiten mit Kindern und Eltern. In: K. Holtz, S. Mrochen, P. Nemetschek u. B. Trenkle (Hrsg.): Neugierig aufs Großwerden. Praxis der Hypnotherapie mit Kindern und Jugendlichen. Heidelberg (Carl-Auer), 3. Aufl. 2007, S. 114–172.

Nemetschek, P. (2006): Systemische Familientherapie mit Kindern, Jugendlichen und Eltern. Lebensfluss-Modelle und analoge Methoden.

Stuttgart (Klett-Cotta).
Oaklander, V. (2004): Gestalttherapie mit Kindern und Jugendlichen. Stuttgart (Klett-Cotta), 13. Aufl.
Oaklander, V. (2009): Verborgene Schätze heben. Wege in die innere Welt von Kindern und Jugendlichen. Stuttgart (Klett-Cotta).
Oerter, R. (2002): Entwicklungspsychologische Grundlagen. In: G. Esser (Hrsg.): Lehrbuch der klinischen Psychologie und Psychotherapie des Kindes und Jugendalters. Stuttgart (Thieme,) S. 2–11.
Oerter, R. (2003): Als-ob-Spiele als Form der Daseinsbewältigung in der frühen Kindheit. In: M. Papoušek u. A. von Gontard (Hrsg.): Spiel und Kreatitivität in der Kindheit. Stuttgart (Pfeiffer bei Klett-Cotta), S. 153–173.
Omer, H. u. A. von Schlippe (2004): Autorität durch Beziehung. Die Praxis des gewaltlosen Widerstands in der Erziehung. Göttingen (Vandenhoeck & Ruprecht).
Papoušek, H. (2003): Spiel in der Wiege der Menschheit. In: M. Papoušek u. A. von Gontard (Hrsg.): Spiel und Kreatitivität in der Kindheit. Stuttgart (Pfeiffer bei Klett-Cotta), S. 17–55.
Papoušek, M. (2012): Kommunikation und Sprachentwicklung im ersten Lebensjahr. In: M. Cierpka (Hrsg.): Frühe Kindheit 0–3. Beratung und Psychotherapie für Eltern mit Säugingen und Kleinkindern. Berlin (Springer), S. 69–80.
Peter, J. (2007): »Systemisches« systemischer Therapie. Verfügbar unter: http://www.magst.de/pdf/Systemisches_Peter.pdf [15.5.2013].
Piaget, J. (1969): Nachahmung, Spiel und Traum. Die Entwicklung der Symbolfunktion beim Kinde. Stuttgart (Klett-Cotta).
Pinsof, W. M. (1995): Integrative problem-centered therapy. A synthesis of family, individual, and biological therapies. New York (Basic Books).
Pinsof, W. M. a. L. C. Wynne (1995): The effectiveness and efficacy of marital and family therapy: An empirical overview, conclusions, and recommendations. *Journal of Marital and Family Therapy* 21: 585–613.
Pleyer, K. H. (2001): Systemische Spieltherapie – Kooperationswerkstatt für Eltern und Kinder. In: W. Rotthaus (Hrsg.): Systemische Kinder- und Jugendlichenpsychotherapie. Heidelberg (Carl-Auer), S. 125–159.
Pleyer, K.-H. (2006): Coaching für Eltern – Unverzichtbarer Baustein in der systemischen Kindertherapie. In: C. Tsirigotis, A. von Schlippe u. J. Schweitzer (Hrsg.): Coaching für Eltern. Mütter, Väter und ihr »Job«. Heidelberg (Carl-Auer), 2., unveränd. Aufl. 2013, S. 102–117.
Price, J. (1996): Power and compassion. working with difficult adolescents and abused parents. New York (Norton).
Reich, G., M. Cierpka u. A. Massing (2007): Praxis der psychoanalyti-

schen Familien- und Paartherapie. Stuttgart (Kohlhammer).

Reiss, D. (1981): The family's construction of reality. Cambridge (Harvard University Press).

Reiss, D., J. M. Neiderhiser, E. M. Hetherington a. R. Plomin (2000): The relationship code. Deciphering the genetic influences on adolescent behavior. Cambridge (Harvard University Press).

Retzlaff, R. (2002): Behandlungstechniken in der systemischen Familientherapie mit Kindern. *Praxis der Kinderpsychologie und Kinderpsychiatrie* 51: 792–810.

Retzlaff, R. (2005): Malen und kreatives Gestalten in der Systemischen Familientherapie. *Praxis der Kinderpsychiatrie und Kinderpsychologie* 54: 19–36.

Retzlaff, R. (2010): Familien-Stärken. Behinderung, Resilienz und systemische Therapie. Stuttgart (Klett-Cotta).

Retzlaff, R. (2012): Spiel-Räume. Lehrbuch der systemischen Therapie mit Kindern und Jugendlichen. Stuttgart (Klett-Cotta), 5. Aufl.

Retzlaff, R. (in Vorb.): Integrative systemische Therapiemodelle. In: T. Levold u. M. Wirsching (Hrsg.): Systemische Therapie und Beratung. Das große Lehrbuch. Heidelberg (Carl-Auer).

Retzlaff, R., S. Brazil u. A. Goll-Kopka (2008): Multi-Familientherapie bei Kindern mit Teilleistungsfertigkeiten. *Praxis der Kinderpsychologie und Kinderpsychiatrie* 57: 346–361.

Retzlaff, R., K. von Sydow, S. Beher, M. Haun a. J. Schweitzer (in press): The efficacy of systemic therapy for internalizing and other disorders of childhood and adolescence: A systematic review of 38 randomized trials. *Family Process*.

Ropohl, G. (1979): Eine Systemtheorie der Technik zur Grundlegung der allgemeinen Technologie. München (Hanser).

Rotthaus, W. (2001): Systemische Kinder- und Jugendlichenpsychotherapie. Heidelberg (Carl-Auer), 4. Aufl. 2013.

Rutter, M. (1999): Resilience concepts and findings: Implications for family therapy. *Journal of Family Therapy* 21: 119–144.

Sarimski, K. (2001): Kinder und Jugendliche mit geistiger Behinderung. Göttingen (Hogrefe).

Satir, V. (1964): Conjoint family therapy. Palo Alto (Science and Behavior Books). [Dt. (1973): Familienbehandlung. Kommunikation und Beziehung in Theorie, Erleben und Therapie. Freiburg (Lambertus).]

Satir, V. (1980): Selbstwert und Kommunikation. Familientherapie für Berater und zur Selbsthilfe. München (Pfeiffer).

Schlippe, A. von u. J. Schweitzer (2012): Lehrbuch der systemischen Therapie und Beratung: I. Das Grundlagenwissen. Göttingen (Vandenhoeck & Ruprecht).

Schmidt, G. (2001): Kompetente jugendliche Kunden und Familien als kotherapeutische Helfersysteme – Das Hardberg-Modell einer stationären systemisch-hypnotherapeutischen Jugendlichen-Psychosomatik. In: W. Rotthaus (Hrsg.): Systemische Kinder- und Jugendlichenpsychotherapie. Heidelberg: (Carl- Auer), 4. Aufl. 2013, S. 313–359.

Schmidt, G. (2004): Liebesaffären zwischen Problem und Lösung. Hypnosystemisches Arbeiten in schwierigen Kontexten. Heidelberg (Carl-Auer), 4. Aufl. 2012.

Schmidtchen, S. (2004): Beitrag der klientenzentrierten Psychotherapie für Kinder zu einer allgemeinen Kinderpsychotherapie. In: H.-P. Michels u. R. Dittrich (Hrsg.): Auf dem Weg zu einer allgemeinen Kinder- und Jugendlichenpsychotherapie. Tübingen (DGTV), S. 37–60.

Scholz, M. (2005): Was können systemische Tageskliniken in der Kinder- und Jugendpsychiatrie leisten? *Zeitschrift für Systemische Therapie & Beratung* 23: 171–178.

Schultz von Thun, F. (1989): Miteinander reden. Bd. 2: Stile, Werte und Persönlichkeitsentwicklung. Reinbek bei Hamburg (Rowohlt).

Schwartz, R. C. (2007): Systemische Therapie mit der inneren Familie. München (Klett-Cotta), 5. Aufl.

Schweitzer, J., S. Beher, K. von Sydow u. R. Retzlaff (2007): Systemische Therapie/Familientherapie. *Psychotherapeutenjournal* 6: 4–9.

Schwinn, L. u. S. Borchardt (2012): Interaktionelle Diagnostik der Triade. In: M. Cierpka (Hrsg.): Frühe Kindheit 0–3. Beratung und Psychotherapie für Eltern mit Säuglingen und Kleinkindern. Berlin (Springer), S. 479–488.

Selekman, M. (1991): The solution-oriented parenting group: A treatment alternative that works. *Journal of Strategic and Systemic Therapy* 10: 36–49.

Selekman, M. D. (1997): Solution-focused therapy. Harnessing family strengths for systemic change. New York (Guilford).

Selvini Palazzoli, M., L. Boscolo, G. Cecchin a. G. Prata (1974): The treatment of children through brief therapy of their parents. *Family Process* 13: 429–442.

Selvini Palazzoli, M., L. Boscolo, G. Cecchin a. G. Prata (1977): Family rituals: A powerful tool in family therapy. *Family Process* 16: 445–453.

Selvini Palazzoli, M., L. Boscolo, G. Cecchin u. G. Prata (1978): Paradoxon und Gegenparadoxon. Ein neues Therapiemodell für die Familie mit schizophrener Störung. Stuttgart (Klett-Cotta).

Sluzki, C. E. (1992): Die therapeutische Transformation von Erzählungen. *Familiendynamik* 17: 19–38.

Spiegel, D. a. M. Hartzel (2004): Parenting from the inside out. New York (Penguin). [dt. (2009): Gemeinsam leben, gemeinsam wachsen. Wie wir uns selbst besser verstehen und unsere Kinder einfühlsam ins Leben begleiten können. Freiamt im Schwarzwald (Arbor), 2. Aufl.

Sprenkle, D. H. (2002): Effectiveness research in marriage and family therapy. Alexandria, VA (The American Association for Marriage and Family Therapy).

Steiner, T. (2011): Jetzt mal angenommen ... Anregungen für die lösungsfokussierte Arbeit mit Kindern und Jugendlichen. Heidelberg (Carl-Auer), 2., unveränd. Aufl. 2013.

Steiner, B. u. I. K. Berg (2005): Handbuch lösungsorientiertes Arbeiten mit Kindern. Heidelberg (Carl-Auer), 6., unveränd. Aufl. 2013.

Stern, M. (2002): Child-friendly therapy. Biopsychosocial innovations for children & families. New York (Norton).

Stierlin, H. (1978): Delegation und Familien. Beiträge zum Heidelberger familiendynamischen Konzept. Frankfurt a. M. (Suhrkamp).

Strean, H. S. (1967): A family therapist looks at »Little Hans«. *Family Process* 6: 227–234.

Sydow, K. von (2008): Bindungstheorie und systemische Therapie. *Familiendynamik* 33 (3): 260–273.

Sydow, K. von, S. Beher, R. Retzlaff u. J. Schweitzer (2007): Die Wirksamkeit der systemischen Therapie/Familientherapie. Göttingen (Hogrefe).

Sydow, K. von, R. Retzlaff, S. Beher, M. Haun a. J. Schweitzer (in press): The efficacy of systemic therapy for externalizing disorders of childhood and adolescents: A systematic review of 47 randomized trials. *Family Process*.

Tanner-Smith, E. E., S. J. Wilson a. M. W. Lipsey (2013): The comparative effectiveness of outpatient treatment for adolescent substance abuse: A meta-analysis. *Journal of Substance Abuse Treatment* 44: 145–158.

Textor, M. R. (2012): Piagets Theorie der kognitiven Entwicklung.In: M. R. Textor (Hrsg.): Kindergartenpädagogik. Online-Handbuch. Verfügbar unter: http://www.kindergartenpaedagogik.de/1226.html [1.5.2013].

Thiel-Bonney, C. (2002): Beratung von Eltern mit Säuglingen und Kleinkindern. Videogestützte Verhaltensbeobachtung und Videomikroanalyse als Interventionsmöglichkeit. *Psychotherapeut* 47: 381–384.

Thiel-Bonney, C. (2009): Frühkindliche Regulationsstörungen. *Monatszeitschrift für Kinderheilkunde* 157: 580–586.

Thiel-Bonney, C. u. M. Cierpka (2012a): Exzessives Schreien. In: M. Cierpka (Hrsg.): Frühe Kindheit 0–3 Jahre. Beratung und Psychotherapie für Eltern mit Säuglingen und Kleinkindern. Berlin (Springer), S. 171–198.

Thiel-Bonney, C. u. M. Cierpka (2012b): Die Heidelberger interdisziplinäre »Sprechstunde für Eltern mit Säuglingen und Kleinkindern«. In: M. Cierpka (Hrsg.): Frühe Kindheit 0–3 Jahre. Beratung und Psychotherapie für Eltern mit Säuglingen und Kleinkindern. Berlin (Springer), S. 425–440.

Thomas, V. (2010): Filialtherapie für Familien mit Vorschulkindern. *Psychotherapie im Dialog* 11: 249–253.

Tienari, P., L. Wynne a. K.-E. Wahlberg (2006): Genetics and family relationships in schizophrenia and the schizophrenic spectrum disorders. In: S. Miller, S. McDaniel, J. Rolland a. S. Feetham (eds.): Individuals, families, and the new era of genetics. Biopsychosocial perspectives. New York (Norton), pp. 445–462.

Trömel-Plötz, S. (1980): Umstrukturierung als Familienintervention. In: J. Duss-von Werdt u. R. Welter-Enderlin (Hrsg.): Der Familienmensch. Stuttgart (Klett-Cotta), S. 181–200.

Vaihinger, H. (1920): Die Philosophie des Als-ob. System der theoretischen, praktischen und religiösen Fiktionen der Menschheit auf Grund eines idealistischen Positivismus. Mit einem Anhang über Kant und Nietzsche. Leipzig (Meiner).

Vogt-Hillmann, M. u. W. Burr (Hrsg.) (1999): Kinderleichte Lösungen. Lösungsorientierte kreative Kindertherapie. Dortmund (Modernes Lernen).

Vogt-Hillmann, M. u. W. Burr (Hrsg.) (2005): Lösungen im Jugendstil. Systemisch-lösungsorientierte Kreative Kinder- und Jugendlichentherapie. Dortmund (Modernes Lernen).

Wachtel, E. (1987): Family systems and the individual child. *Journal of Marital and Family Therapy* 13: 15–25.

Walsh, F. (1998): Strengthening family resilience. New York (Guilford).

Watzlawick, P., J. Beavin u. D. Jackson (1969): Menschliche Kommunikation. Formen, Störungen, Paradoxien. Bern (Huber).

Weber, G. (1993): Zweierlei Glück. Das Familienstellen Bert Hellingers. Heidelberg (Carl-Auer), 16. Aufl. 2010.

Welter-Enderlin, R. u. B. Hildenbrand (2006): Resilienz – Gedeihen trotz widriger Umstände. Heidelberg (Carl-Auer), 4. Aufl. 2012.

Werner, E. E. (1993): Risk, resilience, and recovery: Perspectives from the Kauai longitudinal study. *Development and Psychopathology* 5: 503–515.

Werner, E. E. a. R. S. Smith (1992): Overcoming the odds. High risk children from birth to adulthood. Ithaca (Cornell University Press).

West, C. (2001): Play therapy: A Wygotskian perspective. *Journal of Systemic Therapies* 20: 60–67.

White, M. u. D. Epston (1990): Die Zähmung der Monster. Der narrative Ansatz in der Familientherapie. Heidelberg (Carl-Auer), 6. Aufl. 2009.

Zentner, M. R. (1998): Die Wiederentdeckung des Temperaments: Eine Einführung in die Kinder-Temperamentsforschung. Paderborn (Junfermann).

Zimmermann, T. a. H. Protinsky (1990): Strategic parenting: The tactics of changing children's behavior. *Journal of Strategic and Systemic*

Therapies 9: 6–13.

Nützliche Internetadressen

Deutsche Gesellschaft für Systemische Therapie, Beratung und Familientherapie (DGSF)
In der DGSF gibt es Fachgruppen für systemische Kinder- und Jugendhilfe, systemische Kinder- und Jugendpsychiatrie sowie für aufsuchende Familientherapie und Multifamilientherapie.
www.dgsf.org

Systemische Gesellschaft – Deutscher Verband für systemische Forschung, Therapie, Supervision und Beratung (SG)
www.systemische-gesellschaft.de

Arbeitsgemeinschaft »Systemische Kinder- und Jugendpsychiatrie«
www.kinderpsychiatrie-systemisch.de

Österreichische Arbeitsgemeinschaft für systemische Therapie und systemische Studien (ÖAS)
www.oeas.at

Schweizerische Vereinigung für Systemische Therapie und Beratung (SYSTEMIS.CH) mit SYSTEMIS als Zusammenschluss der drei Regionalverbände systemischer Therapie und Beratung
www.systemis.ch

Über den Autor

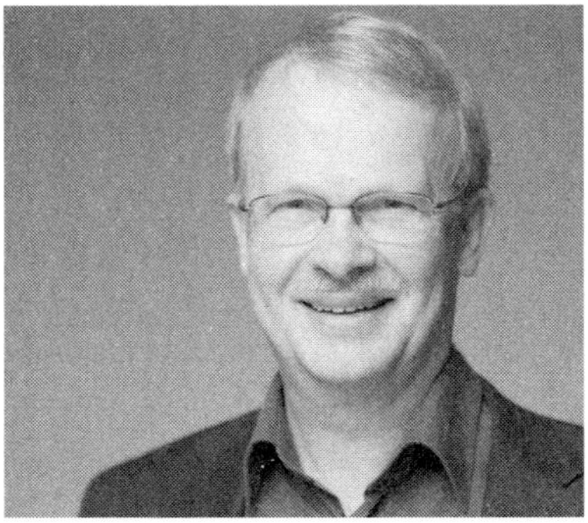

Foto: Konrad Gös

Rüdiger Retzlaff, Dr. sc. hum., Dipl.-Psych., Psychotherapeut, Kinder- und Jugendtherapeut. Lehrender Supervisor und Coach, Lehrtherapeut für systemische Therapie und für systemische Therapie mit Kindern und Jugendlichen, Supervisor für Hypnotherapie, psychodynamische Therapie und Verhaltenstherapie. Lehrtherapeut am Helm-Stierlin-Institut Heidelberg. Leiter der Ambulanz für Paar- und Familientherapie am Institut für Psychosomatische Kooperationsforschung und Familientherapie, Zentrum für Psychosoziale Medizin der Universitätsklinik Heidelberg; niedergelassen in eigener Praxis in Heidelberg.